HANS NEUNER · GESUNDHEIT AUS DER NATUR

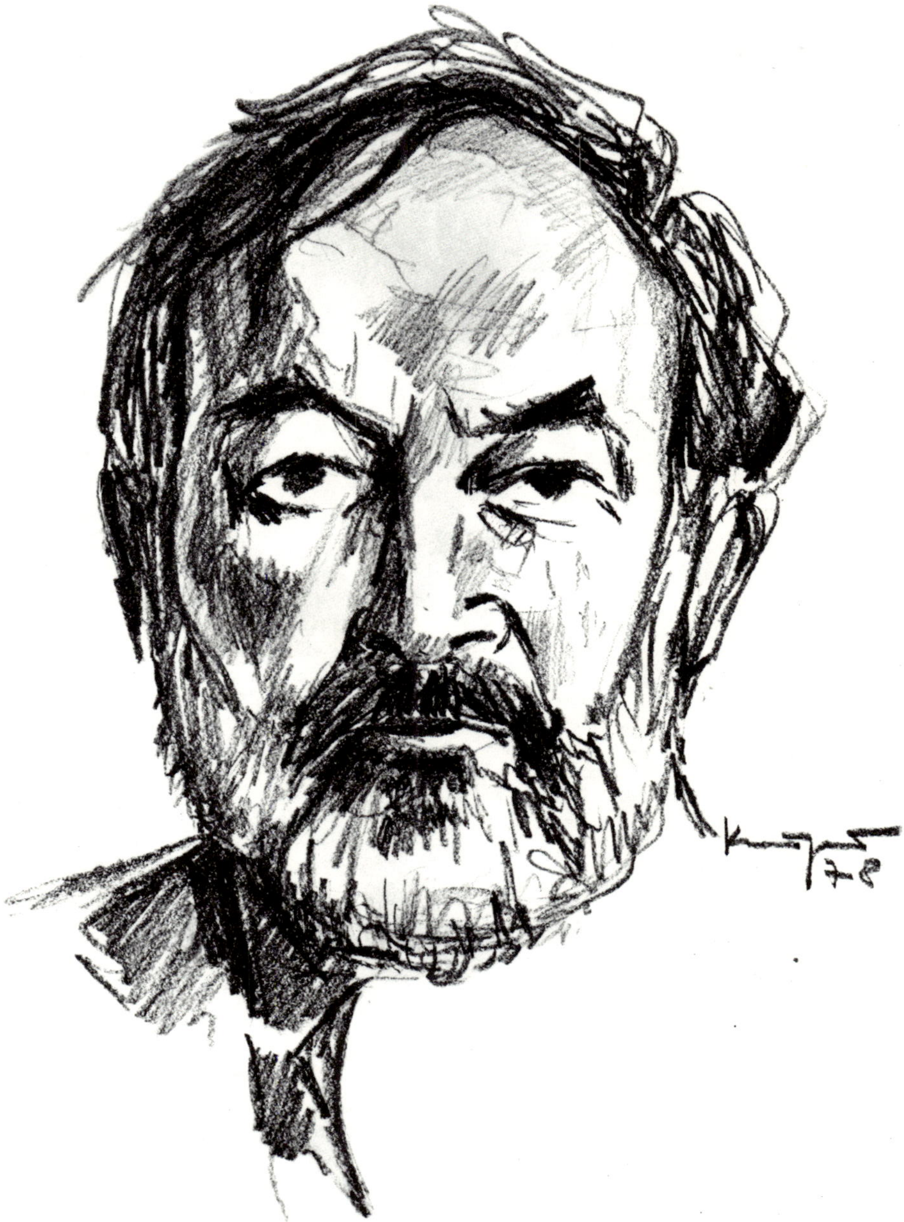

HANS NEUNER
Zeichnung von Rudolf Kreuzer

HANS NEUNER

Gesundheit aus der Natur

bearbeitet von Rudolf Kreuzer

PERLINGER-VERLAG GES. M. B. H., A-6300 ITTER-AUSTRIA

Perlinger-Verlag Ges. m. b. H. A-6300 Wörgl, Brixentaler Straße 61
Bearbeitung Rudolf Kreuzer · Titelfoto Gert Chesi · Schutzumschlag Erich Peychär
Gesamtherstellung: OÖ. Landesverlag Wels, Boschstraße 29

ISBN 3-85399-001-0
3. Auflage 20.000–30.000
Printed in Austria

VORWORT

Wenn ich mich entschlossen habe, meine Erfahrungen und Kenntnisse auf dem Gebiet der Naturheilkunde niederzuschreiben, dann tue ich dies, weil die Menschen unserer Zeit meist nur wenig von den heilenden Kräften der Natur wissen. Aber auch, um jahrzehntelanger Gegenpropaganda, die die Arbeit des Naturheilpraktikers fragwürdig machte, entgegenzuwirken. Wurde doch die Behandlung durch rein pflanzliche, tierische oder mineralische Substanzen vielfach auf die Ebene der Zauberei gestellt. Dazu kam ein vom Gesetzgeber gefördertes Mißtrauen, das dem Naturheilkundigen bis heute das Recht versagt, Behandlungen an erkrankten Personen durchzuführen. Wenn dieses Buch etwas von diesem Mißtrauen abbaut und so zum besseren Verständnis der Tätigkeit eines Heilpraktikers beiträgt, hat es einen Teil seiner Aufgabe erfüllt.
Schließlich soll es einen Denkprozeß einleiten und an einer Reihe von Beispielen die Anwendungsbereiche, aber auch die Grenzen der Naturheilkunde aufzeigen. Möge dieses Buch ein bescheidener Beitrag zum Gesundbleiben oder Gesundwerden meiner Mitmenschen sein.

Hans Neuner

Inhalt

Wie es begann

Was du ererbt von deinen Vätern,
erwirb es, um es zu besitzen.

Immer wieder stellt man mir die Frage, wie ich zu meiner Tätigkeit als Heilpflanzenkundiger gekommen sei. Nun, um diese Frage zu beantworten, muß ich bis ins vorige Jahrhundert zurückgreifen. Im Jahre 1884 entschloß sich mein Großvater, Alois Neuner, die Behandlung und Heilung von kranken Tieren zu erlernen. Damals war Tirol noch ein echtes Bauernland ohne Fremdenverkehr und ohne Industrie. Das Land war arm. Die Ernährung der Bevölkerung mußte, anders als heute, fast zur Gänze im eigenen Lande erzeugt werden. Die Tierhaltung war daher für die Bauern eine äußerst wichtige Existenzgrundlage. Voraussetzung dafür war natürlich die Gesunderhaltung des bäuerlichen Viehbestandes. Nun gab es aber damals noch keine Tierärzte. Es gab zwar in Wien die 1767 gegründete Pferdekur- und Operationsschule, die bis 1812 und dann wieder ab 1852 unter militärischer Oberaufsicht stand. Die Absolventen dieser Schule wurden jedoch fast ausschließlich zur Betreuung der Reit- und Zugpferde des großen Heeres Österreich-Ungarns eingesetzt. Allenfalls noch für die Reitpferde der damaligen Oberschicht. Die Bauern mußten sich selbst helfen. Erst 1905 entstand aus der alten Pferdekur- und Operationsschule die erste tierärztliche Hochschule. Die Bauern waren also völlig auf ihre „Bauerndoktoren" angewiesen, wenn ihre Tiere krank wurden. Es gab eine ganze Reihe von ihnen. Einer der bekanntesten war der „Garberwirt" in Hippach im Zillertal.
Als mein Großvater nun auch ein solcher „Bauerndoktor" werden wollte, wanderte er vom Oberinntal, in dessen karger Landschaft er aufwuchs, ins Zillertal zum „Garberwirt" und wurde dessen Lehrling und Gehilfe. Während seines Aufenthaltes in Hippach lernte er nicht nur Kräuter und Heilpflanzen, sondern auch meine Großmutter kennen, die Erbin eines Bauernhofes war.
Nach dem Abschluß seiner Lehre heiratete er und wurde damit in Schwendau im Zillertal ansässig. Er war nun Bauer mit eigenem Viehbestand und konnte somit seine neuerworbenen Kenntnisse gleich an den eigenen Tieren anwenden. Weil er damit ziemlich erfolgreich war, war es nur natürlich, daß ihn bald auch seine

Nachbarn und Bauern aus der Umgebung um Rat und Hilfe baten. Waren es zuerst nur Tiere, denen Großvater seine Hilfe angedeihen ließ, so konnte es doch nicht ausbleiben, daß bald auch die Menschen mit ihren Leiden zu ihm kamen. Ich erinnere mich noch sehr gut an den Bericht meines Großvaters von seinem ersten Patienten. Es war eine am Schweinerotlauf erkrankte Bäuerin, die ihn um Hilfe bat. Mein Großvater riet ihr, Umschläge aus ungesalzenem Schweineschmalz zu machen und mischte ihr denselben Tee aus Kräuterpulvern, den er sonst für an Rotlauf erkrankte Schweine zubereitete. Zum Erstaunen aller verschwand der Schweinerotlauf in verhältnismäßig kurzer Zeit. Dieser Erfolg sprach sich selbstverständlich schnell herum, und immer mehr Menschen kamen zu meinem Großvater um Hilfe. Es gab zwar in dieser Zeit schon drei Ärzte im Zillertal, doch die armen Bergbauern konnten sich eine ärztliche Behandlung gar nicht leisten. War es daher ein Wunder, daß der Andrang von erkrankten Menschen auf dem Hofe meines Großvaters immer größer wurde? Seine Heilmethoden hatten Erfolg, und dieser veranlaßte ihn, von der Tierbehandlung immer mehr zu Behandlung von Menschen überzugehen. Seine Methoden blieben dieselben.
Aus Kräutern, Pulvern und Ingredienzien aus dem Mineralstoffbereich bereitete er seine Medikamente, und sein offensichtlich angeborenes Gefühl für Krankheiten und deren Ursachen ließen ihn große Fortschritte erzielen. Er lernte täglich dazu.
So entdeckte er eines Tages, daß man aus dem Urin wertvolle Rückschlüsse auf existente Krankheitsherde ziehen kann. Er fand heraus, daß sehr viele Krankheiten ihre verräterische Spur im Harn hinterlassen. Wie ein Kriminologe aus hinterlassenen Spuren am Tatort sich ein Bild über den Täter zu machen versucht, begann er die Ausscheidungen des Körpers zu beobachten und zu kontrollieren. Und schon bald gelangen ihm erstaunliche Diagnosen und entsprechende Heilerfolge.
So wurde sein Ruf als „Bauerndoktor“ immer weiter aus dem Zillertal hinausgetragen. Heilungssuchende aus ganz Tirol machten sich auf die damals doch ziemlich beschwerliche Reise nach Schwendau. Als dann noch die Eisenbahn gebaut wurde und später auch schon das Automobil langsam als Verkehrsmittel in Erscheinung kam, kamen Hilfesuchende auch aus weitentferten Städten wie Wien, München, Zürich usw. In meinem Arbeitszimmer steht heute noch eine Skulptur, die ein Professor der Me-

dizin aus Wien meinem Großvater schenkte, weil dieser ihn von seinem Nierenleiden befreit hatte.
Oft schrieb mein Großvater auf die Medizinflasche, die er dem Patienten mitgab, die Worte: „Halten oder verrecken, A. Neuner."
Diese sicherlich derbe Art, sich auszudrücken, entsprach auch ganz den Methoden seiner Behandlung. Wehleidigkeit konnte er nicht vertragen. Er sagte immer, daß man von einer Behandlung etwas spüren müsse, damit diese schneller wirke. Doch in seiner rauhen Schale steckte ein weicher Kern. Er hatte stets ein Herz für die Armen und war zu jeder Zeit für seine Patienten verfügbar.
Wenn ich an die vielen Geschichten denke, die über meinen Großvater erzählt werden, so bewundere ich am meisten den Einfallsreichtum, den er bei der Behandlung seiner Patienten immer wieder zeigte.
Gut erinnere ich mich an die Geschichte von einem Buben, der durch einen Schock die Sprache verloren hatte. Als der Bub zu meinem Großvater gebracht wurde, nahm er ihn für zwei Tage in seinem Hause auf. Am ersten Tag geschah nichts. Am zweiten Tag nahm Großvater ein Seil und ein scharf geschliffenes Beil und ging mit dem Buben in den Wald. Dort mußte sich der verschreckte Bub an einen Baum stellen und Großvater fesselte ihn mit Hilfe des Seiles zu einem wehrlosen Häufchen Elend an den Baum. Und während er dann das blitzende Beil in seine mächtige Faust nahm, sagte er zu dem Buben: „Nachdem du ja nicht reden und nicht schreien kannst, ist die Gelegenheit günstig, dich umzubringen." Er packte den armen Kerl grob an der Kehle, und mit finsterer Miene schwang er drohend die Axt. Und plötzlich schrie der kleine Patient in Todesangst auf und bat, Großvater möge ihn am Leben lassen. Für Großvater war die Sache damit erledigt. Der Jüngling hatte seine Sprache wiedergefunden, wurde losgebunden und sodann – solcherart geheilt – seinen glücklichen Eltern übergeben. Doch die Angelegenheit hatte ein Nachspiel. Natürlich hatte Alois Neuner nicht nur Freunde im Zillertal. Sein erbittertster Gegner war der „Fügner Fuchs", der ihn, als er von dieser „Behandlung" hörte, vor Gericht brachte. Doch der Gerichtsarzt bestätigte, daß der von meinem Großvater provozierte Gegenschock die Heilung des Buben bewirkt hatte, und so ging Großvater frei.

Wie rauh die Behandlungsmethoden zu Großvaters Zeiten waren, veranschaulicht eine andere Geschichte, an die ich mich noch erinnern kann. Eines Tages kam ein Mann, der kurz vor einer Magenoperation stand, zu meinem Großvater. Der Bedauernswerte hatte furchtbare Angst vor der Operation und war bereit, alles nur Erdenkliche zu tun, um dem Messer zu entgehen. Nachdem mein Großvater den Urin des Mannes geprüft hatte, sagte er zu ihm: „Du hast ja einen ganzen Kasknödel im Bauch." Damit nahm er den total Verängstigten am Arm und führte ihn vor das Haus zur Jauchengrube. Dort nahm er einen Stock zur Hand und rührte kräftig in dem braunen Brei.

Schließlich holte er etwas „Dickes" mit dem Stock aus der Grube und sagte barsch: „Reiß auf dein Maul", und im gleichen Moment fuhr er dem Überraschten mit dem stinkenden Stock und den darauf haftenden Fäkalien zum Mund. Doch dem Armen grauste derart, daß er sofort auf und davon lief. „Du kimmst schon wieder", rief Großvater ihm nach. Und er behielt recht. Schmerzgekrümmt und bleich stand der Kranke drei Tage später wieder vor meinem Großvater. Dieser führte den Mann erneut zur Jauchengrube. Allein beim Anblick der offenen Jauchengrube wurde dieser grün im Gesicht, und als nun Großvater wiederum in den widerlichen Fäkalien zu rühren begann, mußte sich der Mann übergeben und spie einen faustgroßen, käsigen Klumpen vor seine Füße.

Dadurch war er sein Magenleiden los, und selbst viele Jahre später hatte er keinerlei Beschwerden mehr mit seinem Magen.

Die Zahl solcher Geschichten, die sich um die Figur meines Großvaters ranken, ist Legion. Wenn auch vielleicht so manche dieser Geschichten von der Fama etwas „ausgeschmückt" worden sein mag, so sind sie doch in ihrem Kern echt und symptomatisch für die Behandlungsmethoden nicht nur meines Großvaters, sondern auch jener Zeit.

Viele Jahre später, Alois Neuner war schon ein weitum bekannter Bauerndoktor, begannen sich auch seine Söhne für das Heilwesen zu interessieren. Und auch sie hatten beachtliche Erfolge auf dem Gebiete der Naturheilkunde.

Meine Mutter stand ihrem Vater, meinem Großvater, 17 Jahre lang als Helferin zur Seite und hat natürlich dabei sehr vieles von ihm gelernt. So lernte sie besonders den Urin zu deuten und treffende Diagnosen zu erstellen. War die Krankheit erst einmal er-

kannt, konnte man die nötigen Maßnahmen zur Heilung einleiten.
Dabei bedienten sich meine Mutter und ihr Vater auch der Erkenntnisse von Samuel Hahnemann (1755 bis 1843), dem Begründer der Homöopathie. Ähnliches kann durch Ähnliches geheilt werden. (Im Gegensatz zur Allopathie, der Arbeitsweise der Schulmedizin; „Allo“ bedeutet „fremd“ oder auch „gegensätzlich“. Das heißt, die Heilung soll durch „fremde“, der Krankheit entgegengesetzte Mittel erfolgen.)
Hahnemann war praktischer Arzt und erregte schon früh durch seine literarischen Arbeiten Aufsehen. Sein „Apothekerlexikon“ war lange Zeit hindurch ein sehr maßgebliches Werk. Im Jahre 1810 legte er mit dem „Organon der Heilkunst“ den Grundstein zu seiner Homöopathie. Die neue Lehre wurde seit 1812 zuerst von Hahnemann selbst an der Universität Leipzig doziert. Seine scharfe Sprache führte bald zu Fehden mit der Ärzteschaft und ganz besonders mit den Apothekern. Mit Letzteren wegen der Selbstabgabe seiner Arzneimittel. Im Jahre 1821 folgte Hahnemann einer Berufung als Leibarzt des Herzogs von Anhalt nach Köthen, wo er europäische Berühmtheit erlangte.
Den Namen „Homöopathie“ leitete Hahnemann aus dem Griechischen ab. „Homoion“ heißt „ähnlich“ und „pathos“ bedeutet „Leiden“. Die Heilregel Hahnemanns lautete: „Similia similibus curentur“, was soviel bedeutet wie „Ähnliches kann durch Ähnliches geheilt werden“.
Dieses Ähnlichkeitsprinzip taucht zwar seit Hippokrates (460 bis 377 v. Chr.) immer wieder in der Heilkunde auf, doch erst Samuel Hahnemann schuf daraus eine Lehre.
Mein Großvater Alois Neuner, immer bereit, Neues zu lernen, beschäftigte sich intensiv mit der Lehre Hahnemanns und zog daraus so manchen Nutzen für seine eigenen Patienten.
Um die Jahrhundertwende gab es bereits einige Heilpraktiker, die sich mit der Urindiagnose beschäftigten.
Von den Inkas weiß man, daß auch sie eine Form der Urindiagnose anwandten. Weil das Volk der Inkas relativ häufig unter der Zuckerkrankheit litt, entwickelten die Ärzte eine einfache, aber wirkungsvolle Methode, diese Krankheit zu erkennen. Sie stellten den Harn des Patienten in die Sonne, und wenn Bienen zuflogen und daran naschten, war der Verdacht auf Zucker bestätigt. Wenn nicht, war die Annahme falsch.

Diese Methode wurde wissenschaftlich untersucht und ihre Exaktheit vollinhaltlich bestätigt.
Westafrikanische Medizinmänner haben eine ähnliche Methode, um die Zuckerkrankheit zu diagnostizieren. Sie veranlassen den Patienten, in einen Ameisenhaufen zu urinieren. Fliehen nun die Ameisen die betreffende Stelle, ist der Befund negativ. Tummeln sich jedoch bald zahlreiche Ameisen um die nasse Stelle, ist der Patient zuckerkrank.
Wie schon gesagt, befaßten sich seit der Jahrhundertwende schon einige Naturheiler und wahrscheinlich auch so mancher Vertreter der Schulmedizin mit der Harndiagnose. Dennoch glaube ich nicht, daß mein Großvater von deren Resultaten wußte. Zudem ist bekannt, daß er seine ersten (bei Tieren) erstellten Urindiagnosen schon lange vor der Jahrhundertwende für das Erkennen von Erkrankungsursachen verwendete.
Mein Großvater war auf dem Gebiete der Heilpraktik, sieht man von der „Lehrzeit" beim Garberwirt in Hippach ab, Autodidakt. Praktisch entstammte alles, was er wußte, seinen eigenen Erfahrungen, die er zuerst bei Tieren, dann bei Menschen gemacht hatte. Und nicht nur seine Diagnosen wurzelten in seiner eigenen Beobachtungsgabe. Auch die Heilmittelfindung und seine Behandlungsmethoden stammten von ihm selbst. Erst viel später, durch die Konfrontation mit der Hahnemann'schen Lehre, verwendete er auch homöopathische Heilmittel.
Im wesentlichen blieb seine Grundhaltung eine möglichst volksnahe. So manche seiner Heilmethoden findet man heute auch bei sogenannten „Naturvölkern". Lange Zeit hindurch hat europäische Überheblichkeit die verschiedenen Heilpraktiken der Völker belächelt, und dadurch ist im Laufe der Zeit viel Brauchbares in Vergessenheit geraten. Man verließ sich völlig auf die sich lawinenartig mehrenden Erzeugnisse der chemischen und pharmazeutischen Industrie, ohne darauf Bedacht zu nehmen, daß einem natürlichen Körper nur natürliche Stoffe zugeführt werden sollen. Erst in jüngster Zeit werden allenthalben Zweifel an der Richtigkeit dieser chemischen Heilmittel laut.
Bekämpfen viele der modernen Medikamente nicht lediglich das Krankheitssymptom anstelle deren Ursache? Sind die unerwünschten Nebenwirkungen nicht sehr oft gefährlicher als die Krankheit selbst?
Die Naturheilkunde beruht auf Erfahrung und intensiver Natur-

beobachtung durch viele Jahrhunderte hindurch. Können wir es uns leisten, auf die Erfahrungen und Erkenntnisse unserer Vorfahren leichtfertig zu verzichten? Menschen wie mein Großvater haben in lebenslanger Arbeit die Natur belauscht und durch vergleichende Beobachtung immense Kenntnisse der Heilkräuter unserer Wiesen und Wälder erworben, wie auch der tierischen und mineralischen Heilmittel. Soll dies alles vergessen werden? Können wir uns das überhaupt leisten?

In einer Zeit, in der die meisten unserer Lebensmittel schon durch Luft- und Wasserverschmutzung, durch Insektizide und sogenannte „Pflanzenschutzmittel" und nicht zuletzt durch chemische Überdüngung des Bodens vergiftet und denaturalisiert sind? Oder sind nicht heute die natürlichen Heilpflanzen wichtiger denn je zuvor?

Wenn ich mein Leben überdenke, so wird mir klar, daß mein Großvater mich geprägt hat. Meine ganze frühe Kindheit hindurch stand ich unter seinem Einfluß. Schon meine ersten Spiele waren das Mixen abenteuerlicher „Medizinen", wie ich dies bei meinem Großvater sah. Ich wollte unbedingt Arzt werden . . . Daß es dann nicht ganz so kam, nun, das hatte verschiedene Ursachen. Nach der Volksschule wurde ich vorerst in die Hauptschule geschickt, bis einer meiner Lehrer meinen Eltern nahelegte, mich ins Gymnasium zu schicken. Der Versuch wurde unternommen, doch der Schwierigkeiten waren viele. Zuerst mußte ich mit dem Fahrrad von Söll nach Kufstein zur Schule fahren. Das war so anstrengend für mich, daß ich häufig während des Unterrichtes wegen Übermüdung einschlief. Darum wurde in Kufstein ein Zimmer für mich genommen. Doch die Hausfrau sah in mir in erster Linie eine Hilfe für den Haushalt und für ständige Botengänge, sodaß ich nicht zum Lernen kam. So mußte ich meine Schulzeit mit der vierten Klasse Hauptschule beenden. Zudem war damals bitterste Not in Österreich, überall herrschte große Arbeitslosigkeit, und so blieb ich zu Hause bei meinen Eltern und half in den nächsten Jahren meiner Mutter. Meine Mutter praktizierte damals noch als Heilpraktikerin und behandelte eine Menge von Patienten.

In diesen Jahren habe ich sehr vieles gelernt. Meine Mutter brachte mir die Urindiagnose bei und erzählte mir immer wieder von den Behandlungsmethoden ihres Vaters. Ich lernte Kräuter und ihre Anwendung kennen und absolvierte so meine Lehrjahre bei meiner Mutter. Und noch etwas war in diesen Jahren entscheidend für mich: Ich entdeckte die Welt der Bücher. Las ich zuerst alles durcheinander, was ich nur kriegen konnte, so spezialisierte ich mich später besonders auf Bücher über Heilpraxis, der ich mich immer mehr verschrieb.

Meine Zukunft schien vorgezeichnet. Doch dann kam das Jahr 1938. Umsturz, Hitler marschierte in Österreich ein, und die Zukunft wurde fragwürdig.

Nach sechseinhalb Jahren Krieg und Gefangenschaft zurückgekehrt, ging es vorerst nur ums Überleben. So arbeitete ich bei einer Baufirma, bis sich nach zweieinhalb Jahren die Gelegenheit bot, in den Staatsdienst einzutreten. Ich wurde bei der Sektionsbauleitung der Bundesbahn eingestellt. Ich mußte Kurse besuchen und hatte sehr viel zu lernen. Die damit verbundene Nachtarbeit und mein ständiges Lesen, denn dies hatte ich nicht aufgegeben, blieben nicht ohne Folgen. Eines Tages stellte sich heraus, daß ich mir ein Glaukom zugezogen hatte. Den grünen Star. Der erste Anfall überraschte mich gerade vor dem Hause eines Augenarztes, und ich war in Minutenschnelle in seiner Ordination. Ein langes Leiden folgte.

Nach Monaten medizinischer Behandlung mußte ich erkennen, daß noch keinerlei Besserung meines Zustandes eingetreten war. In der Folge begann meine Arbeit zu leiden. Meine Vorgesetzten weigerten sich, mich unter diesen Umständen ins Beamtenverhältnis zu übernehmen. Ich bekam den berüchtigten „blauen Brief“ und erfuhr dadurch von einem fachärztlichen Gutachten, demzufolge ich in längstens zehn Jahren erblindet sein würde. Ich verzweifelte bei dem Gedanken. Was sollte ich tun? Wovon leben, womit meine Familie ernähren, wenn ich nicht mehr sehen konnte?

In meiner Angst besuchte ich eines Tages den alten Rechtsanwalt meiner Mutter und erzählte ihm von meinen Problemen. Als väterlicher Freund riet er mir, mich an der Universitätsklinik in Innsbruck zum Masseur ausbilden zu lassen. Denn diesen Beruf könne ich auch noch später, nach meiner vollständigen Erblindung, ausüben.

Mit dieser düsteren Zukunftsvision besuchte ich ein halbes Jahr einen Massagekurs und bestand ihn schließlich mit Auszeichnung. Später beantragte ich bei den zuständigen Behörden einen Gewerbeschein für Massage und Massagemittel.

In dieser Zeit hatte ich ein langes Gespräch mit meiner Mutter über meine Krankheit. Sie riet mir zu verschiedenen Tinkturen, verordnete mir Tees und Umschläge und forderte mich auf, selbst in Kräuterbüchern nach entsprechenden Heilmitteln zu suchen. Lange Zeit wandte ich die Kuren meiner Mutter an, doch die Heilung ließ auf sich warten. Doch ich hatte inzwischen gelernt, daß der Grüne Star nicht nur ein Augenleiden ist, sondern auch andere Ursachen haben kann. Ich setzte meine eigene Therapie fort, und eines Tages war ich völlig wiederhergestellt. Ich war gesund!

Meine Freunde und Bekannten, die mir während meiner Erkrankung zur Seite standen, erzählten natürlich überall von meiner Selbstbehandlung und ihrem durchschlagenden Erfolg, und so wurde meine Krankengeschichte rasch in der Öffentlichkeit bekannt.

Plötzlich kamen Menschen aus der Umgebung mit den verschiedensten Leiden zu mir. Der erste Patient war ein Mann mit einer schweren Gastritis. Ich wußte mich durchaus in der Lage, ihm zu helfen, und empfahl ihm einen Tee, der den Mann schon nach drei Wochen vollständig gesunden ließ.

Dabei lag es mir damals noch fern, mich in der Naturheilkunde zu betätigen. Ich wußte nur zu gut, mit welchen Schwierigkeiten und Anfeindungen meine Mutter und mein Großvater zu kämpfen hatten. Ständige Anzeigen, drohende Gefängnisstrafen und ähnliches waren bei ihnen an der Tagesordnung. Daher schien mir die Behandlung von Menschen zu gefährlich; umso mehr, als eine naturheilkundliche Tätigkeit in Österreich verboten ist. Auch wehrte sich meine Frau heftig gegen derartige Ambitionen meinerseits. Sie war der Meinung, daß ich als Masseur weiterarbeiten solle.

Dies war aber gar nicht so einfach, kamen doch bereits immer mehr Hilfesuchende zu mir. Vorsichtig begann ich zuerst mit einfachen Ratschlägen zu helfen. Dann fuhr ich immer wieder zu meiner Mutter, um mich beraten zu lassen. Bei diesen Besuchen nahm ich immer den Urin der Kranken mit, und meine Mutter und ich stellten gemeinsam die Diagnose. Mein Auge schulte sich immer mehr, und meine Mutter bestätigte mir in zunehmendem Maße, daß ich auf dem richtigen Wege sei.

Als sie starb, waren meine Diagnosen schon anerkannt, und die Urinbeschau hatte sich zu einem beachtlichen Umfang ausgewei-

tet. Ich konnte nun daran denken, auch schwerere Krankheiten in Angriff zu nehmen. Selbstverständlich nur, soweit diese mit Naturheilmitteln überhaupt heilbar waren. Trotz der zunehmenden Heilungserfolge wußte ich, daß es Erkrankungen gibt, die sich der Behandlung durch einen Heilpraktiker entziehen und nur von Schulmedizinern im Krankenhaus behandelt werden können. Trotz meiner Vorsicht traten auch schon die ersten Gegner auf den Plan, und ich bekam, wie meine Vorfahren, Feindseligkeiten und Neid zu spüren. Immer wieder hatte ich Schwierigkeiten mit den Behörden. Es hagelte Anzeigen, und einige Male mußte ich vor Gericht erscheinen.
Doch die großen Erfolge gaben mir immer wieder recht. Meine eigenen Erfahrungen erlaubten mir, die Erkenntnisse meiner Mutter und meines Großvaters auszubauen, zu ergänzen und zu verbessern. Dadurch erfuhren die Behandlungsmethoden meiner Vorfahren eine Erneuerung, die zu noch klareren Heilerfolgen führte.

Naturheilkunde

Naturheilkunde. Was ist das eigentlich?
Wie das Wort schon sagt, ist es eine Heilkunde, die ihr Wesen aus der Natur schöpft und auch die Mittel der Behandlung aus der Natur bezieht. Die Naturheilkunde ist viel älter als die Schulmedizin, sie ist praktisch so alt wie die Menschheit selbst. Das sind nach neuesten wissenschaftlichen Erkenntnissen immerhin dreieinhalb bis vier Millionen Jahre . . .
Wie auch die Tiere, die nicht vom Menschen domestiziert worden sind und noch in freier Wildbahn leben, sich bei allfälligen Erkrankungen bestimmte Kräuter suchen, so haben auch die ersten Menschen Verletzungen, die sie sich vielleicht auf der Jagd zuzogen, zu behandeln versucht. Aus ihren Erfolgen und Mißerfolgen – die gab es ja sicher auch – entwickelte sich im Laufe der Jahrtausende die Naturheilkunde. Darauf zu verzichten, heißt nicht mehr und nicht weniger, als auf die Erfahrungen der Menschheit in Millionen von Jahren zu verzichten!
Bei manchen „Naturvölkern" haben sich die Kenntnisse der natürlichen Heilkunde praktisch in kaum unterbrochener Reihe erhalten. Erst die unheilvolle Begegnung mit der europäischen

„Zivilisation“ hat bei vielen Völkern den ersten Bruch mit der überlieferten Heilkunst herbeigeführt. Wenn durch die jahrhundertelange Beherrschung der Erde durch die Europäer nicht alles in Vergessenheit geriet, so ist das nur der Zähigkeit dieser Völker in Beobachtung ihrer Tradition zu verdanken.
Dies zeigte sich besonders in Afrika, wo nach dem Abzug der weißen Ausbeuter nach dem zweiten Weltkrieg die einheimischen Medizinmänner (unter anderem) ihre Tätigkeit als Dorfärzte wieder dort aufnahmen, wo diese durch die temporäre Inbesitznahme ihres Landes durch die Kolonialisten seinerzeit oft jäh und gewaltsam unterbrochen wurde. Und es zeigte sich, daß das geheime Wissen um die traditionelle Heilkunst über die Jahrhunderte hinweg im Untergrund bewahrt wurde. Und es spricht auch für die ungebrochene Kraft der Afrikaner, daß fünf Jahrhunderte der Unterdrückung, Ausbeutung, Versklavung und Verfremdung durch die Europäer es nicht vermochten, die alten Überlieferungen medizinischen Wissens auszulöschen.
Den vorkolumbianischen Hochkulturen Amerikas war da ein viel schlechteres Schicksal beschieden. Von den großen medizinischen Zentren der Mayas, Zapoteken, Azteken usw. blieb nichts erhalten.
Der Monte Alban, vielleicht die erste medizinische Universität der Menschheit, bietet sich heute nur noch als Ruinenlandschaft dar. Doch noch die gewaltige und faszinierende Konzeption dieser Ruinen läßt erahnen, wieviel medizinisches Wissen der Menschheit allein am Monte Alban verlorenging . . .
Man wird nun einwenden, daß schließlich viele weiße Ärzte überall auf der Erde einen selbstlosen Kampf gegen heimtückische Krankheiten führten, gegen die einheimische „Medizinmänner“ hilflos sind. Sicherlich. Doch darf dabei nicht unerwähnt bleiben, daß mit dem Einbruch der Europäer in die vordem unberührten Lebensbereiche der Naturvölker viele Krankheiten und Erkrankungen erstmals auftauchten. Wie sollten die einheimischen Naturärzte mit Krankheiten fertigwerden, von denen sie bis dahin nie gehört hatten?
Immerhin hat auch ein Mann wie Albert Schweitzer in seinem Urwaldspital von Lambarene immer wieder einheimische Medizinmänner zu Rate gezogen. Vornehmlich bei spezifisch „afrikanischen“ Leiden psychischen Ursprungs, die sich der Einsicht durch einen Europäer entzogen.

Dort, wo die Schulmedizin immer wieder vor Rätseln steht, haben die Eingeborenen Amerikas, Afrikas oder Asiens mit den einfachen Mitteln, die die Natur ihnen gab, große Erfolge erzielt. Schon Paracelsus, der große Arzt, in dem die Naturheilkunde und die damalige Schulmedizin eine ideale Verbindung einging, sagte: „Jede Krankheit hat einen seelischen Ursprung." Wenn das stimmt, und daran kann wohl nicht gezweifelt werden, dann erklärt sich schon daraus die Ohnmacht der europäischen Ärzte gegenüber einer Reihe von Krankheiten bei den noch natürlich lebenden Völkern, um die Bezeichnung „Naturvölker" einmal zu definieren. Wie kann jemand die seelischen Erkrankungen eines Menschen heilen, der diesem die Existenz einer Seele überhaupt abspricht, wie es lange Zeit geschah? Um klarzumachen, was ich meine, darf vielleicht folgender Vergleich dienen:

Wir alle standen und stehen immer wieder ehrfurchtsvoll vor den herrlichen Bauten unserer Vorfahren bis herauf ins späte Mittelalter. Wir bewundern den Einfallsreichtum und das große handwerkliche Können der frühen Baumeister und fragen uns beklommen, wie Bauten, angefangen von den faszinierenden Pyramiden Ägyptens und Mittelamerikas bis herauf zu den gewaltigen, himmelsstürmenden gotischen Domen, mit den „primitiven" technischen Mitteln ihrer Zeit möglich waren. Und wenn wir dann unsere Satellitenstädte betrachten, die grausame Einfallslosigkeit dieser modernen Betonwüsten, diesen menschen- und lebensfeindlichen Alptraum unserer Zeit, in der wir doch so viele nur denkbaren technischen Hilfsmittel zur Verfügung haben, kommt uns dann nicht das Grausen um die vertane Chance? Sollte dies der Fortschritt sein?

Wobei ich selbstverständlich nicht behaupten will, die moderne Architektur hätte nicht auch hervorragende Bauten zustande gebracht. Beispiele dafür gibt es genug. Um nur eines zu nennen: das YAD VA'SHEM in Jerusalem. Hier ist die Synthese zwischen Natur und Technik nahezu vollkommen. Geradezu symbolhaft wird dort die moderne Betontechnik von einer zyklopenhaften, in alter Bauweise errichteten gewaltigen Natursteinmauer getragen.

Auch in der Musik ist es nicht anders. Wie die musikgeschichtliche Entwicklung zeigt, bauten alle Neuerer in der Musik immer auf den festen Grundlagen alter Traditionen auf. Zum Beispiel in den Symphonien der großen Musikschöpfer der Klassik werden

immer wieder Themen aus der Volksmusik auftauchen und verarbeitet werden, oder im Jazz, der wohl in Amerika entstand, aber seinen afrikanischen Ursprung nicht verleugnen kann.
Und wie ist es in der Literatur?
Wem würde es wohl einfallen, zugunsten der neueren Literatur alle vorhergehenden schriftlichen Äußerungen menschlichen Geistes zu verwerfen?
Wer brächte den Mut auf, die frühen Zeugnisse menschlichen Kunstschaffens, etwa die Felsbilder von Altamira, vom Tassili und dergleichen, mit dem Hinweis abzutun, die Akademien der bildenden Künste brächten Schöneres oder Bedeutenderes hervor?
Sollte nicht auch die Schulmedizin, die ja doch relativ jung ist, auf der Basis jahrtausendealter Erfahrungen der Naturheilkunde weiterarbeiten?
Die medizinische Wissenschaft hat in den letzten zwei Jahrhunderten zweifellos äußerst beeindruckende Erfolge erzielt. Die Entdeckung und Weiterentwicklung der diversen Narkosemittel war eine dieser wissenschaftlichen Großtaten. Den Holzhammer konnten die Ärzte getrost wegwerfen. Doch dieser und so manch andere Erfolg verführte dazu, die naturgemäße Heilbehandlung in Bausch und Bogen zu verwerfen. Es wird jedem Menschen einleuchten, daß dadurch unendlich viel segensreiches Wissen verlorenging.
Und die wenigen Suchenden und Wissenden wurden und werden verfolgt. Begründet wird dies damit, daß die Bevölkerung vor Kurpfuschern und Scharlatanen geschützt werden müsse. Zweifellos ist dieser Gedanke richtig, und es kann nicht genug vor derartigen „Wunderheilern“ gewarnt werden. Muß man deswegen das Kind mit dem Bade ausschütten? Gibt es nicht in jeder Berufssparte sogenannte „schwarze Schafe“? Ist jeder zugelassene Arzt ein Paracelsus? Gibt es unter den Politikern keine Scharlatane und noch Schlimmeres? Wird deshalb die Politik verboten?
In zunehmendem Maße beginnen sich heute anerkannte Wissenschafter und praktische Ärzte für die Naturheilkunde zu interessieren. Eine der wesentlichen Formen chinesischer Naturheilkunst, die Akupunktur, gewinnt auch in der europäischen Schulmedizin immer mehr an Boden. Heute als vielseitig anwendbare Heilmethode Asiens anerkannt, war die Akupunktur vor noch nicht allzu langer Zeit im besten Falle belächelt worden.

Mit wieviel Widerwärtigkeiten hatte Sebastian Kneipp zu kämpfen? Dabei war seine Methode noch nicht einmal neu, er hat die Kaltwasserkur lediglich bekanntgemacht. Kein Mensch wagt heute zu behaupten, die Kneippkur wäre Scharlatanerie.

Naturgemäßes Heilen heißt: heilen mit natürlichen Mitteln ohne chemische Zusätze. Unser Körper ist ein Teil der Natur und sollte daher auch nur mit Mitteln aus der Natur behandelt werden. Warum wird ein Mensch krank? Doch nur, weil der natürliche Körperhaushalt in Unordnung geraten ist. Ein Zuwenig oder Zuviel an lebenswichtigen Stoffen, aus denen der Körper besteht, und schon ist die klaglose Funktion des Körpers gestört. Und der Mensch ist „krank". Bringt man das natürliche Gleichgewicht wieder in Ordnung, wird er gesund. Unabdingbare Voraussetzung dafür ist die richtige Diagnose, das Erkennen der Krankheitsursache aus den Krankheitssymptomen. Bekämpft werden soll immer nur die Ursache einer Erkrankung, niemals deren Symptome. Dies scheint logisch, doch leider wird sehr oft dagegen verstoßen.

Bei Behandlung der Symptome kommt es bestenfalls zu vorübergehenden Scheinheilungen. Die Krankheit wird, da die Ursache ja nicht beseitigt wurde, immer wieder aufs neue ausbrechen. Die großen Entdeckungen der medizinischen Wissenschaft in den letzten Jahrzehnten brachten es leider auch mit sich, daß man die naturgemäße Heilbehandlung für überholt und unnotwendig hielt. Doch zeigt es sich immer mehr, daß vor allem die als „Wundermittel" apostrophierten Antibiotika äußerst unangenehme Neben- und Folgewirkungen zeitigen.

Gerade dieser Tage veröffentlichte Prof. Dr. Fritz H. Kayser vom Institut für Mikrobiologie der Universität Zürich eine Studie an 2000 Patienten und deren Behandlung mit Antibiotika. Das Ergebnis ist beängstigend! Professor Kayser bewertet bei 39 Prozent der Fälle die Verschreibung als „nicht gerechtfertigt". Er beanstandet weiter: unnötige Prophylaxe (Vorbeugung), falsches Medikament, keine Suche nach der URSACHE, das heißt nach dem individuellen Erreger. Außerdem Dosierungsfehler. Die Folgen sind: Anstieg unerwünschter Nebenwirkungen, besonders der Medikamentenallergien. Aber auch unfreiwillige Züchtung von Erregerstämmen, die durch den falschen Gebrauch von Antibiotika „immun" gegen dieses Mittel werden.

Erwähnt sei auch die sogenannte Penizilinitis, die es notwendig macht, mit immer neuen Medikamenten die Neben- und Sekundärwirkungen zu behandeln. Sicherlich, am Beginn der Behandlungen mit chemischen Mitteln hatte die Schulmedizin aufsehenerregende Erfolge damit. Damals konnten Krankheitskeime ziemlich rasch mit diesen neuen Medikamenten abgetötet werden, was leider zur Folge hatte, daß althergebrachte biologische Heilmethoden und Heilmittel in den medizinischen Abfalleimer geworfen wurden. Zu früh, wie sich zeigte! Die Krankheitserreger wurden sehr schnell immun gegen die neuen chemischen Medikamente und blieben dort wirkungslos, wo sie helfen sollten. Doch unerwünschte Nebenwirkungen machten sich immer mehr bemerkbar. Die schlimmste Eigenschaft vieler chemischer Mittel ist, daß der Körper die Fähigkeit verliert, eigene Abwehrstoffe zu entwickeln. Der Naturheiler wird Krankheitserreger niemals abtöten, sondern den Körper durch natürliche Mittel anregen, eigene Abwehrkräfte zu entwickeln und einzusetzen. Werden Infektionskrankheiten durch körpereigene Abwehrstoffe geheilt, bleiben Abwehrstoffe im Körper zurück, die den Patienten jahrelang oder auch dauernd vor neuerlicher Erkrankung schützen. Dieser Effekt geht bei Behandlung mit chemischen Mitteln in der Regel verloren: Das heißt, daß Krankheiten, die man früher, als noch auf natürliche Weise geheilt wurde, nur einmal im Leben bekommen konnte, jetzt immer wieder auftreten können.

Die Naturheilkunde kennt Kräuter, die Penizilinitis zu bekämpfen. Eines der einfachsten, aber äußerst wirkungsvollen, ist die Brennessel. Diese ist durch ihre harn-, wasser- und säuretreibende Eigenschaft in der Lage, den Körper zu entwässern (entgiften) und so in relativ kurzer Zeit die Nebenerscheinungen der Antibiotika effektiver zu beseitigen, als es der Pharmazeutik möglich ist. Dazu wird die Brennessel – um bei diesem Beispiel zu bleiben – getrocknet und als Tee bereitet, wobei man nicht mehr als einen Teelöffel voll pro Tasse kochendes Wasser verwendet. Nach dem Aufguß soll das Getränk zehn Minuten stehenbleiben, ehe es abgeseiht und getrunken wird. Drei Tassen täglich erzielen innerhalb von drei Wochen die erwünschte Wirkung. Der ausgeschiedene Harn riecht etwas penetrant und ist in seiner Konsistenz verändert, da er verschiedene Sedimente enthält. Unerwünschte Nebenwirkungen gibt es nicht!

Es gibt eine Anzahl von chronischen Leiden, bei denen die Naturheilpraktik eher Erfolg hat als die Schulmedizin. Der Unterschied zwischen der Schulmedizin und der Naturheilkunde besteht unter anderem auch darin, daß erstere abtötet und amputiert, zweitere jedoch den Körper selbst zu Gegenmaßnahmen anregt. Die Phytotherapie (Kräuterheilkunde) und die Homöopathie, die in ihrer Anwendung ständig verbessert wurden, sind auf dem Grundsatz aufgebaut, fehlende Körperreaktionen wieder anzuregen, damit der Organismus gezwungen wird, sich selbst zu helfen. Es soll nichts abgetötet, sondern Körperfeindliches ausgeschieden werden. Dabei spielt die Blutreinigung eine wesentliche Rolle. Besondere Erfolge werden damit vor allem bei der Behandlung von Abszessen, Furunkulosen und Dermatoiden (Hautausschlägen) erzielt.

Krankheiten wie Magengeschwüre, Zwölffingerdarm- oder Darmgeschwüre, Nieren- und Gallensteinleiden vermag die Naturheilkunde wirkungsvoll zu bekämpfen. Alle Störungen, die durch Verunreinigung des Blutes oder des Körpers entstehen (Stoffwechselerkrankungen), sind das spezifische Feld des Naturheilpraktikers.

Trotz aller etwaiger Erfolge muß der Naturheiler seine Grenzen kennen, und wissen, welche Krankheiten er nicht behandeln darf. Dazu gehört in erster Linie die große Zahl der ansteckenden Krankheiten. Wenn er solchen begegnet, ist er genau wie jeder Arzt verpflichtet, die Gesundheitsbehörden zu verständigen.

Auch bei Fällen, die chirurgische Eingriffe erfordern, ist der Naturheilpraktiker fehl am Platz.

Die zweite Grenze seiner Tätigkeit trägt der Naturheiler in sich selbst; dort, wo seine Kenntnisse enden oder auch nur Unsicherheiten zutage treten. Die große Verantwortung erfordert in solchen Fällen die Überweisung des Patienten an einen Arzt.

Am Anfang einer jeden Behandlung steht die Suche nach der Erkrankungsursache. Dazu gehört die Anamnese (Vorgeschichte), die Symptomatik und nicht zuletzt der Gesichtsausdruck des Patienten. Und in meinem speziellen Fall das Beschauen des Urins, dessen Farbe und Beschaffenheit viele Rückschlüsse erlauben. Für ganz besonders wichtig erachte ich das persönliche, ausführliche Gespräch mit dem Patienten, weil ich dabei nicht nur den physischen (körperlichen), sondern vor allem seinen psychischen (seelischen) Zustand erkennen kann. Letzteres ist eminent wichtig, weil darin nur zu oft die eigentliche Erkrankungsursache zu suchen und zu erkennen ist. Wichtig ist die richtige Deutung der

Symptome, weil oft in ihrer Ursache grundverschiedene Krankheiten die gleichen oder ähnlichen Symptome aufweisen.
So kann Hautjucken auf eine schlechte Nierenfunktion, auf eine Leberfunktionsstörung oder ein verstecktes Gallenleiden hinweisen. Auch ein Nervenleiden, Diabetes oder eine chronische Obstipation (Stuhlverstopfung) kann die Ursache für Juckreiz sein. Um die Vielfalt der auslösenden Faktoren zu veranschaulichen: auch die Existenz von Staub, Feuchtigkeit oder Chemikalien in der privaten oder beruflichen Umgebung des Patienten sowie Badezusätze, Kleidungsstücke und dergleichen kommen als auslösende Momente in Frage.
Es gibt Berufskrankheiten, die nur durch das Studium der Umwelt des Erkrankten ergründbar sind. Das erfordert neben einem umfangreichen Fachwissen viel Routine und Erfahrung.
In den meisten Fällen wird der Naturheiler die innere Reinigung des Körpers als vordringlichste Aufgabe sehen. Ich betrachte Hautausschläge oder Juckreiz als äußeres Zeichen einer inneren Unstimmigkeit. Diese muß gesucht werden. Bei Leiden nervöser Natur kontrolliert man die Schilddrüse auf eine eventuell vorhandene Über- oder Unterfunktion. In diesem Falle wäre der Jod- und Salzhaushalt gestört. Die Ansichten über die Funktion der Schilddrüse und deren Wichtigkeit für den Gesamtorganismus waren lange Zeit hindurch sehr verschieden.
Während die Naturheilkunde der Schilddrüse schon lange größte Beachtung schenkte und ihrer Funktion lebenswichtige Bedeutung beimaß, glaubte die Schulmedizin noch vor 100 Jahren auf die Schilddrüse völlig verzichten zu können. So kann man in einem alten medizinische Lehrbuch über die Schilddrüse lesen: „. . . sie kann ohne allen Nachtheil ausgerottet werden und zeigt so oft, daß sie für das Leben von nur geringer Bedeutung zu sein scheint . . .“
Heute sind sich Schulmedizin und Naturheilkunde über die äußerst wichtige Funktion der Schilddrüse einig. Dies berechtigt immerhin zu einiger Hoffnung für die Zukunft. Ich bin überzeugt, daß Naturheilkunde und Schulmedizin eines nicht allzu fernen Tages eng zusammenarbeiten werden, zum Nutzen und Segen der Menschheit.
Der Naturheiler schöpft sein Wissen aus seiner eigenen Erfahrung, aber auch aus Überlieferungen und Erkenntnissen jener, die lange vor ihm auf diesem Gebiet gearbeitet haben. Derartige

Überlieferungen gibt es bei allen Völkern, von den Eskimos bis zu den Indios. Naturgemäß sind sowohl die Heilmethoden als auch die Heilmittel sehr verschieden.
Die Landschaft, das Klima und sonstige Umweltbedingungen bestimmen die Lebensweise und die Ernährung eines Volkes und damit seine Krankheiten und seine Heilpflanzen. So kennen die Eskimos nur wenige Heilpflanzen, aber mehr brauchen sie auch nicht: gibt es doch in den kalten, nördlichen Breiten auch kaum Erkrankungen (wenn man von diversen Zivilisationskrankheiten absieht, an denen viele von ihnen heute durch eine ihnen aufgezwungene falsche Lebensweise leiden. Gegen derartige Erkrankungen kennen die Eskimos natürlich keine Mittel und sind auf importierte Pharmazeutika angewiesen).
Anders die Völker, die in heißen Gegenden um den Äquator leben. Sie haben andere und mehr Krankheiten, aber auch entsprechend mehr Heilmittel.
Der Zusammenhang zwischen Lebensweise und Ernährung, die durch klimatische Umweltbedingungen bestimmt werden, und etwaigen Krankheiten ist klar ersichtlich. Das erkannte bereits Cicero (106–43 v. Chr.), als er die Römer zu natürlichem Leben ermahnte:

„Deine Lebensmittel sollen deine Heilmittel sein, deine Heilmittel sollen deine Lebensmittel sein.“ Dieser Satz hat in unseren Tagen nichts von seiner Bedeutung verloren. Ganz im Gegenteil. Die erschreckende Zunahme von sogenannten „Zivilisationskrankheiten“ ist Beweis genug. Was ist denn noch natürlich im Leben eines „modernen Menschen?“ Ein gesundes Leben wäre ein Leben, das sich dem Rhythmus der Natur anpaßt. Dem Rhythmus der Jahreszeiten, jenem von Tag und Nacht. Und was tun wir?
Wir entfliehen der Kälte unseres Winters. Wir brauchen nur ein Flugzeug zu besteigen und in wenigen Stunden befinden wir uns im „Sommer“. Wie unser Organismus diesen Sprung zwischen den Jahreszeiten verarbeitet, wer kümmert sich darum? Im Sommer gehen wir dafür Schilaufen . . . Wir machen die Nacht zum Tage und umgekehrt. Unser geplagter Körper hat sich eben „anzupassen“. Sicherlich, die Natur hat ein ungeheures Anpassungsvermögen. Aber sie braucht dafür Zeit. Viel Zeit.
Manchmal habe ich das Gefühl, als lebten wir in einem Zeitraff-

system ... das Morgen pressen wir ins Heute. Wieviel Weisheit liegt in dem spanischen „Mañana“ – Morgen!
Niemand hat mehr „Zeit“. Wenn in früheren Jahren die Sonne hinter den Bergen versank, legte der Handwerker sein Werkzeug nieder und ging nach Hause. Müde zwar, aber die Nächte damals waren noch lang genug, sich auszuruhen. Traf er auf dem Nachhauseweg einen Freund oder den Nachbar, blieb man stehen, hielt einen gemütlichen Schwatz und ging dann (ohne Hast) zum Abendbrot.
Und am Morgen, wenn es hell wurde, ging man ausgeruht wieder zur Arbeit. Und heute? Heute bestimmt das Auto und das Fernsehen unser Leben. Wir sind in den Klauen des Molochs Technik und können uns nicht daraus befreien. Es ist wie die Umkehrung der alten Mythologie des Kronos, der seine Kinder fraß.
Die Technik frißt ihre Väter ...
Und wie sieht es mit unseren Lebensmitteln aus?
Der Forderung Ciceros steht die geschlossene Phalanx der chemischen Industrie gegenüber, die unsere Lebensmittel, die eigentlich unsere Heilmittel sein sollen, in beängstigend zunehmendem Maße vergiftet. Die Erde wird mit Chemikalien „verbessert“. Das Wachstum soll beschleunigt, die Ernten vergrößert, der finanzielle Ertrag um ein Mehrfaches gesteigert werden. Um große Erntemaschinen einsetzen zu können, wurden kleine, gegeneinander durch Hecken und Buschwerk abgegrenzte Felder zusammengelegt. Die Bäume und Büsche zwischen den Feldern mußten verschwinden. Damit wurde unzähligen insektenfressenden Vögeln die Nistmöglichkeit genommen. Ergebnis: die „schädlichen“ Insekten nahmen überhand. Und wiederum trat die Chemie auf den Plan. Es wurden Pestizide und Insektizide entwickelt, die die Schädlinge vernichten sollten. Über unsere Felder ergoß sich ein Sprühregen giftigster Chemikalien, deren Rückstände sich trotz noch so umsichtigen Waschens in unserem Körper ablagern und unseren Organismus schädigen.
Die bis jetzt schon mehrfach vergifteten „Naturprodukte“ werden mit Chemikalien von Chemikalien gereinigt, mit Chemikalien haltbar gemacht, chemisch gefärbt – „geschönt“, wie man dies nennt, in manchen Fällen auch in der Gaskammer gereift ...
Wer kann da noch von gesunden Naturprodukten sprechen?
Beim Fleisch ist es ähnlich. Das Futter unserer Kälber und Kühe wächst auf chemisch gedüngten Wiesen, die entlang unserer Stra-

ßen auch noch mit Blei, Kreosut und anderen giftigen Auspuffrückständen der Autos „angereichert“ werden. Zu diesem jetzt an sich schon vergiftetem Futter kommt dann noch diverses Mastfutter mit chemischen Zusätzen, damit die Tiere schneller Gewicht aufnehmen . . . Welch „feine“ Mahlzeit haben wir uns da angerichtet . . .

Wir essen die gefährlichsten Chemikalien verschiedenster Art in Fleisch verpackt, dazu Gemüse aus der „Chemieküche“, trinken chemische Säfte dazu, gepanschten Wein und nehmen so praktisch mit allem, was wir zu uns nehmen, Giftstoffe in uns auf. Glaubt denn wirklich jemand, unser geplagter Körper würde ohne großen Schaden damit fertig werden?

Wenn dann unser Körper die große Belastung durch diese Gifte nicht mehr erträgt und wir daher „krank“ werden, geht der Wahnsinn unserer Zivilisation weiter. Mit chemischen Heilmitteln soll das Zuviel an Chemie bekämpft werden . . . Und wenn ein Krankheitssymptom dann beseitigt scheint und „nur“ noch unerwünschte Nebenwirkungen auftreten, was macht das: Die Industrie hat auch dafür ein Mittelchen bereit, chemisch, versteht sich . . .

Der große Rest an Giftstoffen, der uns nicht schon mit unserer Nahrung erreicht und vorerst in der Erde bleibt, gelangt durch die Niederschläge unweigerlich ins Grundwasser, vergiftet unsere Bäche und Flüsse, um schlußendlich ins Meer zu fließen. (Allein ins Mittelmeer gelangen pro Jahr über 300.000 Tonnen Giftstoffe.) Ein Verkaufsslogan des Fischhandels von früher lautet: „Iß Fisch, und du bleibst gesund“. Ein Satz, der heute auf der ganzen Welt seine Gültigkeit verloren hat. Wie aus einer wissenschaftlichen Studie hervorgeht, gibt es auf der ganzen Welt keinen Fisch mehr, der nicht in irgendeiner Form vergiftet ist. Sei es durch DDT, Quecksilber oder anderes.

Es muß gesagt werden, daß sich bis jetzt noch jeder Eingriff des Menschen in die Natur bitter gerächt hat. Augenblickserfolge haben unweigerlich schwerste Schäden zur Folge. Beispiele dafür gibt es in Hülle und Fülle. Vor Jahren ging eine Meldung durch die Weltpresse, das Waitzmann-Institut in Israel habe einen Weizen gezüchtet, der mit Wasser aus dem Meer, also mit Salzwasser, sein Auslangen fände und prächtig gedeihe. Das war richtig, aber nur für kurze Zeit. Dieser spezielle Weizen trank nur die Feuchtigkeit und ließ das Salz im Boden zurück. Mit dem Ergebnis, daß schon nach wenigen Jahren der Boden derart versalzt war, daß auch dieser besondere Weizen nicht mehr damit fertig wurde. Die Bodenflächen, die einige wenige Jahre lang relativ gute Ernten hervorbrachten, sind für ewige Zeiten unbrauchbar geworden. Eine Salzwüste mehr ...

Mit dem Absterben von Pflanzenschädlingen sterben auch Insekten, die in der Natur als Polizisten fungierten und das biologische Gleichgewicht in Ordnung hielten. Wenn man die Marder, Füchse und Iltisse in unseren Wäldern nicht erbarmungslos verfolgen würde, hätten wir kaum Probleme mit der Tollwut und anderen Krankheiten unserer Wildtiere.

Die wenigen Bauern, die noch innerhalb biologischer Gesetzmäßigkeit ihre Felder bestellen und ihre Tiere füttern, benötigen ganz selten einen Tierarzt. Jene hingegen, die tonnenweise chemische Wachstumsmittel auf ihre Felder streuen, wundern sich über die Anfälligkeit und Kränklichkeit ihres Viehbestandes. Wir dürfen nicht vergessen, daß der Mensch, genau wie Tier und Pflanze, ein Teil der Natur ist. Wenn er die Natur verändert, verändert er damit sein eigenes Leben. Da wir die Natur niemals „verbessern" können, kann diese Veränderung nur negativ sein. Die Auswirkungen dieser negativen Veränderung unseres Lebens sehen und spüren wir allenthalben. Die derzeitige „Spitalskrise" gibt ein beredtes Zeugnis davon. Durch seine falsche Lebensweise und die unrichtige Ernährung verliert der Mensch seine Widerstandskraft: er wird anfälliger für Krankheiten, die Wartezimmer der Ärzte werden voller, die Krankenhäuser immer stärker frequentiert und die Umsätze der Heilmittelindustrie steigen. (Eine bedeutende Pharmaindustrie weist in ihrer Bilanz des Jahres 1976 einen Umsatz von rund 180 Milliarden Schilling aus!) Es ist ein Teufelskreis. Weil wir falsch leben und uns falsch ernähren, werden wir krank. Weil wir krank sind, schlucken wir ungeheure Mengen chemischer Giftmittel. Weil wir diese Mittel verwenden, werden wir letztlich noch ärger krank. Weil ...

Eine Untersuchung der Dresdner Medizinischen Akademie hat erst kürzlich das erschreckende Ausmaß der durch chemische Medikamente verursachten Leberschäden festgestellt. Derartige Schäden rangieren bereits an zweiter Stelle nach den alkoholbedingten Lebererkrankungen. Besonders empfängnisverhütende Mittel sind daran beteiligt. Unter 100 Lebererkrankungen bei Frauen zwischen 17 und 48 Jahren wurden 42 arzneimittelbe-

dingte und lediglich 15 virusbedingte Leberschäden festgestellt. Davon über 85 Prozent durch verschiedene Antibabypillen ... Wenn wir nicht ausbrechen aus diesem Teufelskreis, werden wir alle elend zugrunde gehen. Doch wie können wir ausbrechen? Wir müssen alles daransetzen, um uns mit der Natur wieder „auszusöhnen". Wir müssen aufhören, den Naturhaushalt mit den Abfällen unserer Wegwerfgesellschaft zu belasten. Wir sollten endlich aufhören, die segensreiche Fruchtbarkeit der Erde zu vergiften und müßten für die Reinhaltung der Gewässer Sorge tragen. Und wir müssen die Luft, die wir atmen, vor Verunreinigungen schützen. Mache ich bei schönem Wetter einen Spaziergang, wird mir immer angst und bange, wenn ich den ständig von Kondensstreifen zerkratzten Himmel sehe, der sich über die von uns Menschen so sehr geplagte Erde wölbt.
Wieviel Giftstoffe rieseln Tag und Nacht auf uns herab? Allein der Raum von Innsbruck wird täglich von über 100 Großflugzeugen überflogen. Der Wind verteilt die langsam zur Erde sinkenden Rückstände der Düsentriebwerke gleichmäßig über das ganze Land. Das sind im Verlaufe eines Jahres viele Tausende von Tonnen gefährlichster Giftstoffe, die alles Leben im Lande zusätzlich bedrohen und belasten.
Es leuchtet sicher ein, daß dadurch jedwedes Lebewesen, egal ob Mensch, Tier oder Pflanze, seinen Teil davon abbekommt. Bis hinauf in die höchsten Bergregionen ... Ganz besonders müssen wir der Produktion gesunder, naturbelassener Lebensmittel größtes Augenmerk schenken. Was hat es für einen Sinn, mit chemischen Mitteln und staatlichen Subventionen die Erzeugung von Quantität auf Kosten der Qualität zu steigern und dann die größten Absatzprobleme zu haben? Wir können die vielen Rinder, die wir züchten, kaum absetzen. Wir werden die zuviel erzeugte, subventionierte Milch nicht los, und wenn, dann mit Verlust. Vom „Butterberg" ganz zu schweigen. Wäre es nicht klüger, natürliche und gesunde Lebensmittel zu produzieren und dafür auf große Quantitäten zu verzichten, die wir ohnehin nicht loswerden können? Wenn es uns gelingt, unsere Ernährung von chemischen Belastungen zu lösen, wird bald niemand mehr von einer Spitalskrise reden.

DIE SEELE

„Jede Krankheit hat einen seelischen Ursprung"
PARACELSUS

Seele, was ist das?
Das deutsche Wort „Seele" ist germanischen Ursprungs und bedeutet „zu See", dem Ort, an dem man die Seele vor der Geburt vermutete.
Jeder Mensch weiß, daß das Leben aus dem Meer (der See) kommt. Wir wissen, daß die ersten primitiven Lebensformen in den Meeren entstanden sind, weil dort die lebensfeindliche Strahlung aus dem Weltall (Sonne), vor der uns heute die Atmosphäre schützt, keine Wirkung hatte. Erst nach unvorstellbar großen Zeiträumen, als sich bereits genügend schützende Luft gebildet hatte, konnte das Leben allmählich auf dem festen Lande fußfassen und im Laufe von Äonen eine unermeßlich große Zahl von Arten und Formen entwickeln. Erst gegen Ende dieser Entwicklung erschien der Mensch.
Es ist nun kaum anzunehmen, daß die Germanen davon auch nur das geringste wußten oder auch nur erahnten. Umso faszinierender ist ihre Vision.
Seele ist, im Gegensatz zur stofflichen Materie des Körpers, etwas Geistiges. Das nicht „begreifbare" Bewußtwerden der eigenen Existenz. Etwas, das tote Materie „belebt", das Leben selbst. Verläßt die Seele den Körper, ist dieser nur noch vergängliche Materie, ist tot. Und wo bleibt die Seele? Darüber gehen die überlieferten Meinungen der Völker auseinander.
In den Einflußbereichen der verschiedenen Religionen haben sich sehr unterschiedliche Ansichten durchgesetzt. Während manche Glaubensgemeinschaften die Auffassung vertreten, die Seele kehre nach dem Verlassen des Körpers unverzüglich zu „Gott" zurück, sind andere der Meinung, nur die „guten" Seelen dürften in der Nähe Gottes weilen. Die anderen, die „bösen" Seelen, müßten entweder auf Zeit oder in alle Ewigkeit in der Verdammnis, also entfernt von Gott, bleiben.
Indische Religionen wiederum sagen, die Seele müsse erst eine lange Reihe von „Seelenwanderungen" durch wechselnde Körper durchmachen, ehe sie zum Ursprung (Gott) zurückkehren dürfe.

Interessant ist der Begriff „Seele“ in der Mythologie mancher westafrikanischer Stämme. Dort müssen die Angehörigen eines Verstorbenen der Seele, der sein Körper zu Lebzeiten Wohnung bot, einen neuen Aufenthaltsort bereitstellen, „bis auch die Seele stirbt“. Dieser Ort ist meist eine geschnitzte Ahnenfigur, in der jetzt die Seele wohnt, bis auch sie stirbt. Das ist erst dann der Fall, wenn der letzte Mensch, der den Toten noch persönlich gekannt hat, gestorben ist. Dann ist auch die Seele tot.
Zu diesem afrikanischen Totenkult gibt es streng genommen eine europäische Parallele: Nämlich den Friedhof. Der Grabstein oder das Grabkreuz entsprechen der Ahnenfigur. Die afrikanische Ahnenfigur wird mit Speisen und Getränken beopfert, das europäische Pendant dazu ist der Blumenschmuck und sind die Kerzen, die entzündet werden. Wenn wir einen Friedhof besuchen, können wir sehr gut zwischen noch besuchten, daher beseelten, und verlassenen, toten Gräbern unterscheiden.
Doch verlassen wir den Bereich der Mythologie und kehren wir zum lebendigen Körper zurück.
Wenn wir sagen, daß die Seele das Lebendige im Körper ist, erklärt sich daraus von selbst, wie wichtig eine gesunde Seele für unseren Körper ist. Wird die Seele krank, muß das unweigerlich entsprechende Auswirkungen auf den Körper haben. Er wird auch krank.

Wie kann die Seele erkranken?
Für eine der Hauptursachen seelischer Erkrankungen halte ich die Angst. Von der Geburt bis zum Tode ist das Leben der meisten Menschen von ihren Ängsten gezeichnet. Schon in der Stunde der Geburt wird die Angst sozusagen mitgeboren. Das Kind, das die warme Geborgenheit des Mutterleibes verlassen muß, erfährt zum ersten Male die Existenz einer äußeren Gefahr. Der erste Schrei ist Zeugnis dieser Angst. Und auch das Erleben des heranwachsenden Kindes ist von diversen Ängsten überschattet. Angst vor Bestrafung wegen „Ungehorsams“, Angst vor schulischen Mißerfolgen, vor Prüfungen, Schularbeiten, Dunkelheit, Alleinsein und vielem mehr. Durch unsere zum Teil noch mittelalterlichen „Erziehungsmethoden“, die mit so fragwürdigen Mitteln wie Einschüchterungen, Drohungen, Mißhandlungen, Liebesentzug u. a. operieren, sind die empfindsamen Seelen vieler Kinder ständigem Druck ausgesetzt, dem diese nicht gewachsen sind. Viele organische Erkrankungen sind allein darauf

zurückzuführen. (In Österreich kommen jährlich etwa 200 Fälle von schweren Kindesmißhandlungen zur Anzeige bei den Behörden. Die Dunkelziffer jedoch dürfte laut einer jüngsten Untersuchung bei 50.000 liegen! Wie der Kriminalpsychologe Dr. Walter Hauptmann von der Universität Salzburg kürzlich erklärte, reiche die Liste bis zu schweren Körperverletzungen und in Extremfällen bis zu Mißhandlungen, an denen das Kind stirbt.)
Später kommen andere Angstzustände dazu oder lösen die früheren ab. Die Angst vor dem Stärkeren, vor dem Vorgesetzten. Die Angst, jemanden zu verlieren.
Bei vielen unserer heutigen Sportarten ist die Angst vor schweren Verletzungen der ständige Begleiter und wird durch „Mut" nur scheinbar überwunden. Die seelischen Narben bleiben und sind wiederum Ursache für so manche Krankheit.
Um ihre Spannungen abzuleiten, hat die Seele nur ihre „Behausung" zur Verfügung. Unseren Körper. Deshalb wird der Mensch krank.
Und über allem lastet die „Urangst" des Menschen, die Angst vor dem Tode. Noch sehr naturverbundene Völker werden damit viel besser fertig, weil sie noch einigermaßen im Einklang mit den Gesetzen der Natur leben. Geburt und Sterben, Tod und Leben sind in der Natur eng beisammen und die Übergänge sind fließend.
Doch ärger als die Angst vor dem Tode kann die Angst vor dem Leben sein. Die Summe übler Erfahrungswerte, die der Mensch im Laufe seiner geschichtlichen Entwicklung in seinem Unterbewußtsein speicherte, übt zusammen mit daseinsbedrohenden eigenen Erkenntnissen einen psychischen Druck aus, dem viele nicht gewachsen zu sein glauben. Die zunehmende Zahl von Selbsttötungen in der zivilisierten Welt beweist, daß die Angst vor dem Leben oft größer ist als die Furcht vor dem Tode und erstere dadurch letztere überwindet.
Wir müssen endlich lernen, unsere Seelen von den beklemmenden Ängsten zu befreien. Es ist sicher möglich, doch es bedarf großer geistiger Anstrengungen und menschlicher Reife, diese Psychohygiene (Seelenreinigung) erfolgreich durchzuführen.
Der Einzelne ist dazu wohl nur in Ausnahmefällen imstande. Die meisten Menschen werden dazu die Hilfe anderer brauchen. Die Gruppentherapie moderner Psychologen ist hier eine wirkungsvolle Methode. Dennoch bin ich der Meinung, daß damit allein kein dauernder Erfolg zu erzielen sein wird. Wir alle müssen uns

aufraffen und uns gegenseitig die Hand zur Hilfe reichen. Nur dann können wir gemeinsam unsere Ängste abbauen und unsere Seelen gesunden lassen und damit unsere Körper. Im Bereich der Seele gelangen wir in eine neue Dimension unserer Existenz, nämlich der des Astralleibes. Die Aura, wie der Astralkörper auch genannt wird, kann vielleicht als die äußere Erscheinungsform der Seele bezeichnet werden, wenngleich die meisten Menschen die Fähigkeit sie zu sehen verloren haben. (Der Heiligenschein auf Bildwerken der religiösen Kunst ist nichts anderes als die Darstellung der Aura.)
Durch die moderne Fototechnik wurde es sogar möglich, die Aura bei Pflanzen (alle Lebewesen besitzen eine Aura) zu photographieren. So wurde bewiesen, daß zum Beispiel das Anschneiden einer Blume das ganze oder teilweise Verlöschen der Aura zur Folge hat (Kirlan). Bei vielen Tieren hat sich offenbar die Fähigkeit, die Aura zu sehen oder zu spüren, noch weitgehend erhalten. Ich habe immer wieder die Erfahrung gemacht, daß zum Beispiel Hunde kranken Menschen sehr oft aus dem Wege gehen. Besonders bemerkenswerte Fälle dieser Art kamen in meiner nächsten Umgebung vor.
Wenn der in der Zwischenzeit verstorbene Dr. A. seine Krankenbesuche machte, wurde er stets von seinem Hund begleitet. Wenn der Hund sich weigerte, dem Doktor ins Haus zu folgen, kehrte auch Dr. A. wieder um, denn er wußte, daß er zu spät kam. Es zeigte sich immer wieder, daß der „Instinkt" des Tieres recht behielt.
Während die Europäer derartige Fähigkeiten durch ihre unnatürliche Lebensweise schon lange verloren haben (von einigen wenigen Ausnahmen abgesehen), gehören bei Naturvölkern solche „Phänomene" heute noch zur Tagesordnung. Wohl niemand vermag sich der Faszination eines funkelnden nächtlichen Sternenhimmels zu entziehen. Auch der entromantisierte Mensch unseres technischen Zeitalters macht hier keine Ausnahme. Doch um wieviel geheimnisvoller muß das Firmament in grauer Vorzeit auf den unwissenden Menschen gewirkt haben. Was lag näher, als daß sich der Mensch Gedanken darüber machte, inwieweit und wenn ja, in welcher Weise diese geheimnisvollen Lichterscheinungen wie Sterne, Mond und Sonne Beziehungen und Einfluß auf die Erde und damit auf das Leben hätten.
Aus dieser verständlichen Neugier entwickelte sich während der

letzten Jahrtausende die Astrologie, die Sterndeutung. Es gab eigentlich kaum ein altes Volk, das sich nicht damit beschäftigte. Besondere Zentren der Astrologie (Sterndeutung) und der Astronomie (Stern- und Himmelskunde) entstanden in China, Ägypten, Babylonien und Mittelamerika (Maya, Zapoteken, Azteken u. a.).

Zu welch bemerkenswerten Ergebnissen diese frühen Völker auch gekommen sein mochten, die moderne Wissenschaft erkannte bis vor kurzem nur die Astronomie als solche an. Die Astrologie wurde in das Reich der Mystik und Wahrsagerei verwiesen, weil die wissenschaftliche Beweisbarkeit fehlte. Erst im Jahre 1977 gelang an einer amerikanischen Universität der exakte, wissenschaftlich untermauerte Beweis des Einflusses der Gestirne auf das Leben auf der Erde. Für mich hätte es dieses Beweises nicht bedurft. Der Mensch ist ein Teil des Kosmos und unterliegt damit den Gesetzen des Kosmos. Das gleiche gilt natürlich auch für Tiere und Pflanzen.

Für die Kräuterheilkunde ist besonders der Einfluß des Mondes von Bedeutung. Die Anziehungskraft des Mondes verursacht die Gezeiten, den ewigen Rhythmus von Ebbe und Flut. Wenn die Kräfte des Mondes ausreichen, diese ungeheuren Wassermassen in Bewegung zu bringen, wie sollte da ein kleines Pflänzchen, das ja auch vom Wasser abhängig ist, immun dagegen sein?

Durch intensive Beobachtung der Zusammenhänge zwischen Pflanzen, Jahreszeiten und Mondphasen erwarben unsere Vorfahren genaue Kenntnisse, unter welchen Voraussetzungen welche Pflanze besonders gut gedeiht.

Nehmen wir zum Beispiel die Zwiebel. Wenn sie im Zeichen des Wassermannes gepflanzt wurde, wird niemand Freude an ihr haben. Und wenn die Zwiebel bei zunehmendem Monde gesetzt wurde, wird sie kurze Zeit darauf an der Erdoberfläche liegen und verfaulen. Nie aber wird sie schmackhaft und fest sein. Die Zwiebel muß immer bei abnehmendem Mond in die Erde kommen und möglichst in einem „harten“ Zeichen, wie Steinbock oder Widder.

Beim Kopfsalat verhält es sich umgekehrt: er muß ja aus der Erde herauswachsen. Aber auch hier möglichst in einem harten Sternzeichen, damit der Salat fest und kräftig wird. Wenn ein Bauer bei abnehmendem Mond seinen Mist auf die Felder breitet, wird dieser schon nach wenigen Tagen in der Erde versunken sein. Bringt er den Mist jedoch bei zunehmendem Mond auf die Felder, wird er wochenlang liegenbleiben. Der Boden nimmt ihn nicht an. Bei Hochwasser während des zunehmenden Mondes fließen die Wassermassen über das Feld hinweg, nur der mitgeführte Sand und Geröllmassen bleiben auf der Erdoberfläche liegen. Bei abnehmendem Mond hingegen gräbt das Wasser tiefe Rinnen in die Erde, häufig sogar ein neues Bachbett. In dieser Zeit werden auch Bäume entwurzelt, weil das Wasser die Wurzeln unterspült.

Wie in der Landschaft, so spielt der Mond auch beim Menschen und seiner Gesundheit eine große Rolle. Durch Beobachtung bei werdenden Müttern stellte ich oft fest, daß sich die Entbindung verzögert, wenn die Mondphase nicht „stimmt". Meistens kommt es erst bei Vollmond zur Entbindung.

Generell kann gesagt werden, daß alle Pflanzen, die in die Erde wachsen sollen, bei abnehmendem Mond gepflanzt werden müssen. Dazu gehören vor allem Zwiebeln, Kartoffeln, Rüben und dgl. Pflanzen, die aus der Erde herauswachsen sollen, wie Salat, Kohl, Kraut, Getreide, Blumen usw., müssen bei zunehmendem Monde gesetzt werden. Unsere Sonne (außer „unserer" Sonne gibt es in den Weiten des Weltalls noch Milliarden andere Sonnen) ist die Quelle allen Lebens auf der Erde. Ohne ihre wärmende Strahlung würde unser Erdball als vereistes Gestirn seine Bahn durch das Universum ziehen. Doch die Erdumlaufbahn hält gerade die richtige, das heißt Leben ermöglichende Entfernung von der Sonne ein. Denn käme die Erde der Sonne zu nahe, würde alles Leben auf der Erde verbrennen. Mit wesentlich zunehmendem Abstand von der wärmespendenden Sonne wäre alles Lebendige von einer, von Pol zu Pol reichenden, dicken Eisschichte bedeckt.

Daß die Sonne einer der wesentlichsten Faktoren bei der Entstehung des Lebens auf der Erde war, wissen wir. Wie dies geschah, wie die „Belebung" aus den unbelebten Elementen möglich war, darüber gingen die Ansichten immer schon auseinander, und bis heute ist der Wissenschaft der letzten schlüssige Beweis noch nicht gelungen. Der Schöpfungsmythos war das zentrale Thema aller Religionen der Welt. Die Frage nach dem Ursprung des Lebens und damit seines eigenen hat den menschlichen Geist von den Anfängen des Menschseins bis heute stets beschäftigt und in Atem gehalten. Der heutige Stand der Wissenschaft und die beängstigende Progression ihrer Entwicklung nährt in mir einen

entsetzlichen Verdacht: Da sich gezeigt hat, daß jeder Eingriff des Menschen in die Natur sich bis jetzt nahezu ausnahmslos unheilvoll auswirkte, könnte die vermutlich nicht ausbleibende Erkenntnis über die Entstehung des Lebens fast gleichzeitig auch das Ende dieses Lebens auf der Erde oder zumindest das des Menschen bedeuten. Denn im gleichen Maße, in dem der Mensch das Dunkel seiner Herkunft lichtet, wird er versuchen, die Zukunft zu beeinflussen. Was dabei herauskommen dürfte, können wir uns angesichts der bereits in der Natur angerichteten katastrophalen Schäden leicht ausmalen.
Ein sicherlich simpler, aber nichtsdestoweniger treffender Vergleich mag dies deutlich machen:

Wenn ein Bub ein technisches Spielzeug bekommt, möchte er wissen, was da drin ist und wie das funktioniert! Er wird das geheimnisvolle Ding mehr oder weniger kunstgerecht zerlegen und wahrscheinlich seine Neugier befriedigen können. Doch hinterher wird das Ding nicht mehr funktionieren. Es wird kaputt sein . . .
Doch noch scheint uns die Sonne, und darum wollen wir zu ihr zurückkehren.
Schon die ältesten Völker haben die lebensspendende Kraft der Sonne erkannt und diese wie einen Gott verehrt. Besonders in Ägypten und in Peru (Inkas) und in Mittelamerika erlebten die Sonnenkulte besondere Höhepunkte. In den Sagen und Mythen nordischer Völker wird immer wieder die Angst erkennbar, die Sonne könnte eines Morgens nicht mehr am Himmel aufgehen. Die Germanen feierten deshalb das Fest der Wintersonnenwende in ganz besonderer Weise. Das Weihnachtsfest ist nichts anderes als das vom Christentum mit der Geburt Christi überlagerte Julfest der Germanen.
Sehr bald schon kamen die Menschen darauf, daß die Sonne nicht nur ursächlich am Leben beteiligt ist und Leben zeugt, sondern durch ihre Heilwirkung auch Leben erhalten hilft. Die heilende Kraft der Sonne zeigt sich tausendfach und wohl ein jeder hat dies schon am eigenen Leib erfahren. Das wahrscheinlich älteste Heilmittel der Welt ist das Sonnenbad. Doch ist gerade hier besondere Vorsicht am Platze. So verständlich die Sehnsucht der Menschen nördlicher Breitengrade nach Licht und Wärme auch ist, so wohltuend und heilend maßvolle Sonnenbäder sein können, so gefährlich kann ein Zuviel an Sonnenbestrahlung sich

auswirken. Hitzschlag, Sonnenstich oder Sonnenbrand können die (oft sogar tödlichen) Folgen sein.

Die Summe aller Farben ist weiß. Im Regenbogen wird die ganze Scala der Spektralfarben des uns weiß erscheinenden Sonnenlichtes sichtbar. Die verschiedenfarbenen Strahlen haben ebenso verschiedene Wirkungen auf den menschlichen Organismus. Die infraroten und die gelben Strahlen verursachen die Wärmewirkung der Sonne. Die kurzwelligen blauen bis ultravioletten haben biologische Wirkungen. Diese sind besonders im Hochgebirge oder am Meeresstrand durch Bräunung der Haut (Pigmentation) festzustellen. Es hängt sehr von der Hautfarbe eines Menschen ab, ob und wieviel jemand an direkter Sonnenbestrahlung verträgt. Bei manchen Krankheiten, insbesondere bei Herzleiden oder auch bei Lungentuberkulose, ist überhaupt davon abzuraten. Ansonsten äußert sich die Wirkung eines Sonnenbades in besonderem Wohlbehagen, Lebensfreude, Blutneubildung und – mäßig genossen – heilender Wirkung bei manchen Hauterkrankungen. Letzteres auch wegen der wohltuenden Wirkung der Sonnenbestrahlung auf die Seele, die, wie erinnerlich, an der Bildung von Hauterkrankungen oft beteiligt ist.

Die Sonnenstrahlung kann also im wesentlichen als positive Strahlung angesehen werden. Im Gegensatz zu den meist negativen Erdstrahlen, die aus dem Erdinnern kommen. Diese wurde zwar bis jetzt noch nie physikalisch einwandfrei gemessen, doch ist an ihrer Existenz deshalb nicht zu zweifeln. Hat nicht auch ein berühmter deutscher Chirurg auf die Frage nach der Existenz der Seele geantwortet: „Seele? Habe ich beim Sezieren nie gefunden!“ Oder erinnern wir uns an Galileo Galilei, der im Jahre 1613 in seiner berühmten Schrift über die Sonnenflecken entgegen der damals herrschenden Lehrmeinung erklärt hatte, daß „die Erde sich bewege“. 1616 wurde ihm deswegen der Prozeß vor dem Hl. Offizium gemacht und ihm „Schweigen“ auferlegt. Als er 1632 in seiner Arbeit über das ptolemäische und kopernikanische Weltsystem diese seine Lehre wiederholte, wurde er in einem zweiten Prozeß unter Androhung der Folter (!) gezwungen, seine Erkenntnisse zu widerrufen. Er wurde zu kirchlicher Haft verurteilt. Doch soll Galilei kurz vor seinem Tode den berühmten Ausspruch: „eppur si muove“ („und sie bewegt sich doch“) getan haben. Die kirchliche Verurteilung wurde übrigens erst im Jahre 1835 zurückgezogen.

Darum, lassen wir die Physiker ruhig zweifeln, irgendwann wird die Welt darüber genauso lächeln wie wir heute über die Verurteilung Galileis.

Die für den Menschen und seine Gesundheit bedeutsamsten Strahlungen sind jene, die entweder von unterirdischen Wasserläufen oder von Erzlagern ausgehen. Die Auffindung solcher Wasseradern oder Erzlager wurde im Laufe der Zeit zu einem besonderen Wissensgebiet, welches man Radioästhesie nennt. Besser bekannt ist die Bezeichnung „Wünschelrute“. Dabei wird in der Regel ein gegabelter Ast verwendet, den der Wünschelrutengeher mit beiden Händen in einem labilen Gleichgewicht hält. Befindet sich die „Rute“ über einer Wasserader oder einem Erzlager, zuckt sie, sie schlägt aus. Vielfach werden für Wasser- oder Erzadern Ruten verschiedener Hölzer verwendet.

Bei sehr sensiblen Menschen bedarf es der Rute nicht als Hilfsmittel. Sie können über sogenannten Reizzonen nicht schlafen und sind oft gezwungen, ihr Bett in einem anderen Raum unterzubringen, der frei von Störzonen ist. Auch Tiere und Pflanzen meiden im allgemeinen Orte, an denen Strahlungen aus der Erde wirksam werden. Diese Lebewesen nennt man Strahlenflüchter, im Gegensatz zu Strahlensuchern, die auch vorkommen. So ist zum Beispiel von der Katze bekannt, daß sie sich gerne an Plätzen aufhält, unter denen sich unterirdische Wasseradern kreuzen. Hunde wiederum meiden solche Stellen.

Ob es nun die Rute ist, die auf Erdstrahlungen reagiert oder – wozu ich eher neige – der besonders disponierte, sensitive Mensch, dessen Unterbewußtsein solche Strahlungen registriert und an die Rute „weitergibt“, sei dahingestellt.

Durch eigene Beobachtungen konnte ich feststellen, daß in der Landwirtschaft Krankheiten bei Tieren sehr häufig immer an der gleichen Stelle im Stall auftraten. Nach Hinzuziehung eines Wünschelrutengängers stellte sich immer wieder heraus, daß gerade unter diesen Stellen Wasseradern geortet wurden.

Vor etwa 20 Jahren bin ich zum erstenmal mit diesem Phänomen bekannt geworden. Ein Bauernhof im Brixental brannte zweimal infolge eines Blitzschlages nieder. Jedesmal wurde der Hof wieder an der gleichen Stelle neu errichtet. Dann schlug der Blitz zum dritten Mal an der gleichen Stelle ein. Die Bäuerin, die gerade am Herd stand, wurde zu Boden geschleudert, der Herd und der Kamin wurden gespalten.

Nun engagierte die Landesbrandschadenversicherung einen Rutengänger, der mittels Wünschelrute eine unter dem Herd verlaufende Wasserkreuzung feststellte. Über der Küche befand sich das Schlafzimmer des Ehepaares. Als der Rutengeher auch diesen Raum untersuchte, stellte er fest, daß die Strahlung der Wasseradern genau an der Kante jenes Bettes vorbeiführte, in welchem der Bauer schlief. Hierzu muß erwähnt werden, daß der Bauer an ständigen Schmerzen in einem Arm litt, die auf unerklärliche Weise immer dann verschwanden, wenn er während des Sommers längere Zeit mit dem Vieh auf der Alm war . . .

Je länger ich mich mit diesen und ähnlichen Fällen mysteriöser Erkrankungen befaßte, umso öfter mußte ich die negative Wirkung unterirdischer Kraftquellen auf den menschlichen und tierischen Organismus feststellen. Rheuma, Nervenerkrankungen, Drüsenbeschwerden, aber auch Krebs waren die häufigsten Auswirkungen solcher Strahlungen.

Immer wieder kommen Eltern zu mir und klagen über große Nervosität und Appetitlosigkeit ihrer Kinder, ohne daß eine erkennbare Ursache dafür zu eruieren sei. Wenn tatsächlich weder seelische noch organische Motive für den Zustand in Frage zu kommen scheinen, rate ich dazu, einen Pendler oder Rutengänger kommen zu lassen. In den meisten derartigen Fällen kann man feststellen, daß das gestörte Kind auf einer Reiz- oder Störzone schläft. Auch der Arbeitsplatz, an dem das Kind seine Schularbeiten machen soll, befindet sich häufig auf einer solchen. Es ist dann kein Wunder, wenn das Kind unkonzentriert arbeitet und dadurch der Lernerfolg ausbleibt. Durch entsprechende Umstellungen in der Wohnung lassen sich solche Störzonen zwar nicht beseitigen, aber meiden. Werden in einem Haushalt auch Tiere gehalten, sollte man sich die Mühe machen und beobachten, an welchen Plätzen sich das oder die Tiere gerne aufhalten und welche Orte sie meiden.

Auch die Zimmerpflanzen reagieren auf für den Menschen nicht mehr wahrnehmbare Kräfte, die zwar durch den derzeitigen Stand der Wissenschaft nicht meßbar sind, aber nichtsdestoweniger vorhanden sein müssen. Zu viele, durch andere Ursachen nicht erklärbare Begebnisse zwingen mich zu dieser Schlußfolgerung.

Ich bin der Meinung, daß zum Beispiel besonders Krebserkrankungen oft auf unterirdische Kraftquellen zurückzuführen sind.

Leider wird dieser Umstand immer noch viel zu wenig beachtet. Ich finde es äußerst bedauerlich, daß kaum ernsthafte Forschungen auf diesem Gebiet getätigt werden und deswegen eine breite Aufklärung unterbleibt. Wenn unsere Baumeister und Architekten sich mehr dafür interessieren würden, könnte viel Leid verhütet werden. In früheren Zeiten war es vielerorts üblich, den jeweiligen Bauplatz noch vor Baubeginn von einem Rutengänger untersuchen zu lassen. Viel späteres Unglück wurde dadurch verhütet. Dabei waren die Baumethoden und Materialien früher ohnehin viel gesünder als unsere heutigen Eisenbetonwohnmaschinen. Die großzügige Armierung moderner Büro- und Wohnhäuser mit Eisen und Stahl verursacht geradezu eine „Aufladung" unserer Wohnungen. Es ist daher kaum verwunderlich, daß Bauern, deren Häuser ja noch viel gesünder gebaut sind, bei Übernachtungen in der Stadt meistens schlecht oder gar nicht schlafen können. Die vielen kreuz und quer durch unsere Häuser verlegten Stromleitungen bewirken zusammen mit Stahl und Eisenarmierungen eine ständige statische Aufladung des ganzen Baukörpers. Wenn es heißt „die Stadt fresse den Menschen", so sind unter anderem unsere lebensfeindlichen Häuser daran schuld. Ein Holzhaus hingegen schafft ein körperfreundliches Wohnklima. Der natürliche Baustoff Holz ist antistatisch, atmet und reguliert die Luftfeuchtigkeit im Raum, indem es bei zu großer Feuchtigkeit einen Teil davon aufnimmt und bei trockener Luft wieder an diese abgibt. Wird in einer holzgetäfelten Stube am Abend geraucht, hat sich der Rauch bis zum Morgengrauen fast zur Gänze verzogen.

In einem betonierten Haus bleibt der üble Geruch erkalteten Rauches im Raum für lange Zeit stehen.

Ich bin mir natürlich bewußt, daß es heutzutage nicht mehr möglich ist, für alle Menschen biologisch gesunde Holzhäuser zu bauen. Denn im gleichen Maße, in dem der Mensch sich in beängstigender Weise vermehrt, vernichtet er die Wälder, die das Holz für seine Häuser liefern könnten. Die Vernichtung der fruchtbaren Gebiete der Erde schreitet ständig fort, da die Natur einem dauernden Dreifrontenkrieg nicht gewachsen ist. Dies gilt sowohl für Wald-, Wiesen- und Ackerland.

Auf der einen Seite ist es die kosmische Situation der Erde, die das Leben zu dauerndem Rückzug zwingt. Durch tiefgreifende klimatische Veränderungen, die einen Austrocknungsprozeß der

Kontinente mit sich bringen, sind die Wüsten auf der ganzen Welt im Vormarsch begriffen. [Allein die Sahara dehnt sich täglich (!) um rund 100 Quadratkilometer aus.] Zum anderen ist es der vehemente Raubbau des Menschen an der lebendigen Natur. Jedes Haus, jede Straße verkleinert die Grünflächen der Erde. In unserem Lande sind es zusätzlich noch 10.000 (!) Schilifte und andere Aufstiegshilfen, die einen kriminell hohen Blutzoll des Bergwaldes fordern. In Tirol gehen täglich 20.000 Quadratmeter Grünfläche verloren.
Manipulationen am Wasserhaushalt der Donau verursachten die katastrophale Versteppung des Marchfeldes, das ehedem der Gemüsegarten Österreichs genannt wurde.
Der tödlichste Angriff des Menschen auf das Leben in der Natur geht von den chemischen Laboratorien und chemischen Fabriken aus. Tag für Tag wird emsig an neuen, noch furchtbareren Vernichtungsmitteln gearbeitet. Da man unbelebte Materie nicht vernichten kann, wird, was immer es auch ist, Leben vernichtet. „Unnützes“ Leben, wie die Verantwortlichen ständig versichern. Doch gibt es das? Kann Leben überhaupt „unnütz“ sein? Hat nicht jedes Lebewesen, was es auch sein mag, seine ihm eigene, spezielle Aufgabe in der lebendigen Natur zu erfüllen? Ging man in früheren Jahren, also vor dem Großeinsatz von künstlichem Dünger und Herbiziden, an einem Getreidefeld vorüber, wurde unser Auge durch die Farbenpracht von Klatschmohn, Kornblume und Kornrade erfreut. Durch die nahezu völlige Ausrottung dieser „Unkräuter“ haben nicht nur diese Felder viel von ihrer ehemaligen Schönheit verloren, es sind an ihre Stelle Gewächse getreten, die den Getreideertrag wirklich schädigen, was bei den schönen, bunten Blumen von vordem nicht der Fall war. Professor Wolfgang Holzner von der Universität für Bodenkultur in Wien fordert neuerdings eigene Schutzgebiete für sogenannte Unkräuter und regt an, man solle Getreidefelder wieder nach alten, bewährten Methoden bebauen und dem Saatgut auch Samen von Klatschmohn, Kornrade und Kornblume beigeben . . .
Es wäre sehr zu wünschen, die Anregung Professor Holzners setzte sich durch.
Jeder Eingriff des Menschen in den natürlichen Ablauf des Lebenskreislaufes rächt sich früher oder später. Ich bin zwar überzeugt, daß die Natur letztlich Sieger in diesem Kampf sein wird. Sie wird stärker sein und überleben.

Viele Lebensformen, ob im Tier- oder im Pflanzenreich, sind gekommen und wieder gegangen. Wir kennen allein 100.000 Tierarten, die auf der Erde lebten und inzwischen wieder ausgestorben sind. Wozu auch der Mensch seinen erheblichen Beitrag geleistet hat. Doch noch kein Lebewesen hat sich selbst vernichtet und von der Erde getilgt. Dies scheint dem Menschen vorbehalten zu sein . . .

Einst war nahezu die ganze Erde von Wäldern bedeckt. Hemmungsloser Raubbau durch den Menschen ließen diese unübersehbaren Wälder immer mehr zusammenschrumpfen. Und dieser Prozeß dauert immer noch an. Der Mensch von heute weiß zwar, daß der Wald der Hüter des Lebens auf der Erde ist, aber er handelt nicht danach. Seit Jahrtausenden hat der Mensch den Wald als Feind betrachtet und ist ihm schonungslos mit Feuer, Axt und Säge zu Leibe gerückt. Die Einstellung des Menschen zum Wald wird in den Äußerungen Guy de Larigaudie's deutlich, der immer wieder von einem „Sieg des Menschen über den Wald" spricht. Sieg über den Wald? Ja, wir haben „gesiegt" . . . Wir haben den Ast, auf dem wir sicher saßen, eigenhändig abgeschnitten.

Im Alten Testament wird immer wieder von den berühmten Zedern des Libanon gesprochen. Wo sind sie heute? Der Reisende, der danach sucht, wird dies vergeblich tun. Es gibt keine Zedern mehr. Wo sich früher diese gewaltigen Baumriesen unüberschaubar ausbreiteten, ist heute Karst oder Wüste. Alle Länder rings um das Mittelmeer sind stumme Zeugen der gleichen Verbrechen an den Wäldern. Wo sind die riesigen nordafrikanischen Wälder, in denen zu Zeiten der Punischen Kriege noch Elefanten lebten? Wo sind die Wälder Griechenlands, in denen Diana ihrer Jagdleidenschaft frönte? Der Urlauber, der die tausend Inseln Kroatiens und Dalmatiens besucht, kann sich nicht mehr vorstellen, daß vor zweitausend Jahren alle diese Karstinseln mit ihren kümmerlichen Vegetationsresten von Milliarden Bäumen bewachsen waren. Italien, Südfrankreich, Spanien . . . überall das gleiche Bild. Karst. Ein Baum treibt seine Wurzeln in millionenfacher Verästelung in die Erde. Die Gesamtlänge der Wurzeln eines einzigen Baumes beträgt viele Kilometer . . . Diese Wurzeln festigen die Humusdecke des Waldbodens und halten das Wasser im Boden fest. Das Blätterdach der Bäume schützt den Boden vor Austrocknung durch die Sonnenstrahlen und hält etwa ein Viertel der Niederschläge auf den Oberflächen der Blätter zurück. Die Sonne

läßt dieses Wasser verdunsten, und dadurch entstehen neue Niederschläge. So sorgt der Wald auch für einen kontinuierlichen Wasserkreislauf.
Werden die Bäume geschlagen, sterben die Wurzeln ab, und der Boden kann das Wasser nach einem Regen nicht mehr halten, es fließt schnell ab. Dadurch trocknet der Boden aus, und der Wind trägt den trockenen Humus fort. Der Waldboden verkarstet und wird langsam zur Wüste. Das ist dann der „Sieg" des Menschen über den Wald. Und schließlich der „Sieg" über das Leben.
Pflanze, Tier und Mensch bilden eine Lebensgemeinschaft. Durch die Nahrungskette ist der Mensch untrennbar mit der Tier- und Pflanzenwelt verbunden. Nun ist eine Kette genauso stark wie ihr schwächstes Glied. Wenn dieses bricht, ist die ganze Kette wertlos; was im Falle der Nahrungskette heißt, daß das ganze System gegenseitiger Abhängigkeit, das die Natur in Milliarden Jahren aufgebaut hat, zusammenbrechen muß. Was das zur Folge hätte, kann sich jeder, der darüber nachdenkt, leicht an den Fingern einer Hand abzählen. Ein Schneeball kann leicht zur Lawine werden, die alles, was ihr in die Quere kommt, mitreißt und vernichtet. Doch der Mensch ist allenthalben damit beschäftigt, mit Schneebällen auf über ihm hängende Wächten zu werfen, in der einfältigen Meinung, es werde schon nichts passieren . . .
Doch es hat schon begonnen zu „passieren". In unserem Lande grassiert seit Jahren die Seuche der Flußregulierungen. Der Inn wird bald nur mehr ein Kanal sein, durch den das Wasser viel zu schnell abfließt. Die Innauen, die vordem das lebensnotwendige Wasser lange zurückhielten und bei ausbleibenden Niederschlägen langsam an das Grundwasser abgaben und solcherart für eine kontinuierliche Wasserversorgung des Bodens sorgten, gibt es nicht mehr. Man hat sie dem Moloch Verkehr geopfert. Mit dem Ergebnis, daß der Grundwasserspiegel im Inntal ständig im Sinken begriffen ist. Zudem gräbt sich das durch die „Kanalisierung" zu schnell fließende Wasser immer tiefer in den Boden ein, was seinerseits wiederum ein weiteres Abfließen des Grundwassers zur Folge hat. Und zu allem Überfluß sind unsere Bäche und Flüsse vielfach zu übelriechenden Kloakenrinnen geworden, die den Boden vergiften, aus dem unsere Nahrung wachsen soll. Ein Fluß soll die Lebensader eines Landes sein, doch unsere Gedanken- und Gewissenlosigkeit hat daraus einen krankheitserregenden, giftigen Jauchenabfluß werden lassen. Kleine Wiesenbäch-

lein, die sich in tausend Windungen durch die Wiesen schlängelten und so ihr Wasser möglichst lange in der Landschaft hielten, wurden begradigt und fließen jetzt viel zu schnell ab. Die vordem saftigen Wiesen leiden nun zunehmend an Wassermangel und trocknen langsam aus. Unsere Wiesen und Felder drohen zu versteppen und unsere Wälder zu verkarsten. Wovon werden die Menschen in unserem Lande leben, wenn wir unsere Lebensadern abschneiden? Wenn wir weiterhin fortfahren in unserem naiven Bemühen, die Natur und alles Natürliche in den „Griff" zu bekommen, das heißt zu verändern, zu vertechnisieren, werden wir oder unsere Kinder eines Tages aufwachen und eine Wüste vorfinden, wo ehedem blühende Wiesen und Wälder waren.
Wie wird der Götze Fremdenverkehr dann florieren, den wir heute noch hingerissen anbeten und dem wir bedenkenlos wesentliche Teile unseres Lebensraumes opfern? Ein Fischer erzählte mir, er fange zwar gelegentlich noch Forellen, aber diese seien „nicht mehr genießbar, es ginge daher nur noch um den Sport" . . .
Seit es Menschen gibt, wurden und werden Tiere gejagt und getötet. Der Mensch vernichtete Leben, um sein eigenes Leben zu erhalten, und er sah darin die Entschuldigung für sein Tun. Wenn jedoch Töten zum Sport, zum Lustgewinn wird, so wird deutlich, auf welch niedere ethische Ebene die „Krone der Schöpfung", wie sich der Mensch allzu gerne selber apostrophiert, abgesunken ist.
Albert Schweitzer hat in vier Worten ausgedrückt, was dem Menschen von heute mangelt: „Ehrfurcht vor dem Leben". Wir sollten alles tun, um uns die Worte Schweitzers zu eigen zu machen. Sie sind die einzige Hoffnung, die wir haben.

Bevor ich nun auf eine Reihe von besonders häufigen Erkrankungen und deren Behandlung näher eingehe, möchte ich auf eine sicherlich zum Nachdenken anregende Tatsache hinweisen: Es zeigt sich immer wieder, daß die Ursachen nahezu aller Erkrankungen in einer falschen Lebensweise und in unrichtiger und unvernünftiger Ernährung zu finden sind. Ein Behandlungserfolg kann deshalb nur durch eine tiefgehende Umstellung von Lebens- und Eßgewohnheiten erreicht werden. Die Einnahme chemischer Präparate wird kaum zielführend sein, weil diese Stoffe den Organismus nur noch zusätzlich belasten und vergiften. Allenfalls können damit vorübergehend Krankheitssymptome beseitigt werden, niemals aber die Ursache einer Erkrankung.
Ein Mensch, der seinen Verstand gebraucht, vernünftig lebt und sich gesund ernährt, wird selten krank werden. Denn der Organismus verfügt über genügend eigene Abwehrkräfte, um mit Krankheitserregern, die von außen in den Körper eindringen, fertigzuwerden. Zudem bietet uns die Natur eine Fülle von Heilkräutern, die den Körper bei diesem Abwehrkampf unterstützen können.
Wer jedoch glaubt, seinem Körper alle die Ungeheuerlichkeiten der chemischen Nahrungsmittelindustrie zumuten zu können, wird die Folgen früher oder später eben zu tragen haben.
Gegen Dummheit ist kein Kraut gewachsen . . .

Der Abszeß

Wenn Krankheitserreger in eine Wunde gelangen, so können sie sich dort unheimlich rasch vermehren. Während dieses Prozesses bilden sie äußerst gefährliche Gifte, sogenannte Toxine, und es kommt zu einer Entzündung. Erkennbar ist diese durch Schwellung, Schmerz, Rötung und Hitze. Der sich rasch bildende Eiter ist nichts anderes als die Körperpolizei, die weißen Blutkörperchen, die Leukozyten. Diese vernichten die eingedrungenen Krankheitserreger, imdem sie diese auffressen. Gelingt dies, kommt es zur alsbaldigen Heilung. Sind aber die feindlichen Erreger stärker, so kommt es zur Niederlage der Abwehrkräfte und die Erreger können sich rasch im Körper ausbreiten.
Bei der Behandlung von Abszessen muß ganz eindringlich vor dem eigenhändigen daran Herumdrücken gewarnt werden. Denn damit werden oft Krankheitserreger nach innen in die Blutbahn gedrückt und könne so in alle Teile des Körpers gelangen und sich nach Belieben irgendwo festsetzen. Dadurch entstehen im Innern des Körpers neue Abszesse, oder es kann zu einer allgemeinen Blutvergiftung kommen. Wenn es deshalb notwendig erscheint, einen Abszeß zu öffnen, damit der Eiter abfließen kann, darf dies ausnahmslos nur vom Arzt gemacht werden.
Sobald man bemerkt, daß es zu einer Rötung oder auch schon zu einer Eiterbildung gekommen ist, so ist es zweckdienlich, den Reifeprozeß des Abszesses durch warme Breiumschläge zu beschleunigen. Dazu verwendet man entweder Leinsamenmehl, Bockshornklee oder Hafergrütze. Das Heilmittel, das Verwendung bringen soll, wird mit kaltem oder auch warmem Wasser angerührt und gekocht, so daß ein weicher Brei entsteht. Dieser wird nun auf sauberes Leinen gestrichen (etwa fingerdick) und dieses sodann auf die entzündete Stelle aufgelegt. Wichtig ist, daß der Umschlag die richtige Temperatur hat, das heißt, weder zu heiß noch zu kalt. Der Umschlag sollte jedoch nur etwa eine bis eineinhalb Stunden auf der entzündeten Stelle liegenbleiben, da er sonst zu kalt wird. Den erkalteten Brei gibt man wieder in den Topf zum übrigen, da man ihn wieder verwenden kann. Nach 2´ Stunden allerdings muß ein frischer Brei bereitet werden, weil die im Brei enthaltenen Wirkstoffe nach dieser Zeit viel von ihrer Wirksamkeit einbüßen.
Ein weiteres Mittel ist Roggenmehl. Dieses wird mit Honig ange-

rührt und auf den Abszeß aufgetragen. Dieses Mittel wirkt sehr zusammenziehend und oft erfolgt die Heilung schon innerhalb von 24 Stunden.
Auch das Auflegen von Eiklar wirkt heilend und ist außerdem kühlend.
Zur weiteren Behandlung gehört unbedingt ein Blutreinigungstee, der allerdings nur bei abnehmendem Mond getrunken werden darf. Es hat sich immer wieder herausgestellt, daß, wurde der Blutreinigungstee bei zunehmendem Mond getrunken, der Abszeß immer wieder neu austreibt. Beim Essen ist auf fleischarme Kost Bedacht zu nehmen. Insbesondere Schweinefleisch und Selchfleisch sind unbedingt zu meiden. Auch auf scharfgewürzte Speisen, Wein, wie überhaupt auf Alkohol muß für einige Zeit, das heißt bis zur vollständigen Ausheilung des Abszesses, verzichtet werden. Doch sollte man täglich einen Eßlöffel voll Bierhefe, die in Wasser aufgelöst wurde, zu sich nehmen. Sonst kann es passieren, daß die Wunde sich an der Oberfläche wieder schließt, ehe auch die letzten Eiterpartikel daraus verschwunden sind. Dies hätte dann zur Folge, daß sich der Eiterherd aufs neue ausbildet.

Alkoholismus

Unter Alkoholismus verstehen wir andauernden, übermäßigen Genuß alkoholischer Getränke; das zur Sucht gewordene Verlangen nach Alkohol, dem der Süchtige aus eigener Kraft keinen Widerstand mehr entgegenzusetzen vermag. Dies ist bedingt durch die Auswirkungen des Alkohols, die unter anderem ein allmähliches Absinken der Energie, Nervosität, den Verlust physischer und psychischer Spannkräfte, Veränderungen der Leber- und Nierenfunktionen, der Drüsentätigkeit, der Blutmischung sowie eine extreme Belastung der Nervensysteme, der Gehirnfunktion und des Rückenmarks zeitigen. Besonders die Leber wird durch Alkohol belastet und ist dadurch immer weniger in der Lage, ihre lebenswichtigen Aufgaben im Körper zu erfüllen. Eine rapide Verschlechterung des Allgemeinzustandes mit der gleichzeitigen Zerstörung der Gehirnzellen führt schließlich zum Tode. Eher katastrophal sind die Auswirkungen auf die Familie eines Süchtigen. Der Alkoholiker lebt ständig in einer Verteidigungs-

stellung, verliert sich in Beteuerungen und Versprechungen, die zu halten er selten oder nie in der Lage ist und wird in der Folge aggressiv. Das Essen wird zur Nebensache, wodurch es zu einer weiteren Verschlechterung des Zustandsbildes kommen muß. Mit zunehmendem Stadium leiden natürlich Ehepartner und Kinder unter den Folgen der Alkoholsucht mit, und nicht selten wird eine ganze Familie dadurch zerstört. Der Aufenthalt in einer Trinkerheilanstalt hat sehr oft eine lediglich zeitliche Entwöhnung zur Folge, da sich Gehirnzellen nicht mehr erneuern können und damit auch die Willenskraft zerstört bleibt.
Beklagenswert sind vor allem die Kinder von Trinkern. Nicht nur, daß ihnen die Geborgenheit eines harmonischen Familienlebens mangelt, sie sind oft auch schutzlos gewalttätigen „Erziehungsanfällen“ ausgeliefert. Die Angst wird zum ständigen Begleiter und vielfach bestimmenden Faktor bei der Flucht aus dem Elternhaus.
Parallel zum gesundheitlichen Zerfall läuft meist auch der wirtschaftliche Niedergang.
Was kann die Naturheilkunde dagegen tun? Zugegebenermaßen nicht sehr viel, weil der Erfolg von Kuren letztlich immer von der Bereitschaft des zu Behandelnden abhängt, die Kur auch konsequent durchzuführen. Ist jedoch der Wille zur Heilung von der Trunksucht vorhanden, so können mittels Kräutertee gewisse Erfolge erzielt werden. Die im sogenannten „Lebertee“ tätigen Wirkstoffe sind im Löwenzahn, Schöllkraut, Tausendguldenkraut, Wermut und Bibernelle enthalten. Zum Entgiften der Verdauungsorgane sind Sauermilch, Buttermilch (dicke Milch) und Kefirmilch bestens geeignet (Kefirmilch = Kefirpilz in Milch aufgelöst).
Auch reichlicher und regelmäßiger Genuß von Sauerkraut ist sehr zu empfehlen. In manchen ländlichen Gegenden gibt es auch noch die sogenannte Wasser- oder Saurübe, die geschnetzelt und roh gegessen wird. Scharf gewürzte Speisen sowie Schweine- und Selchfleisch sind dem Alkoholiker zu verweigern. Dagegen sollte der an Trunksucht Leidende viel Rohkost und reichlich Gemüse zu sich nehmen.
Wirkungsvoll sind auch kalte Duschen oder naßkalte Abreibungen vor dem Schlafengehen.
Da durch die Leberbelastung auch häufig Hämorrhoiden auftreten, sind diese gegebenenfalls mitzubehandeln. Bei der Behand-

lung von Hämorrhoiden findet ein Kräuteröl Verwendung, und zwar Johanniskrautöl, täglich zweimal innerlich und äußerlich (das Öl wird mit Hilfe einer kleinen Gummispritze durch den Schließmuskel eingespritzt). Weitere Behandlung siehe unter „Hämorrhoiden“.

Alpdrücken

Als Alpdruck oder Alptraum werden Angstzustände bezeichnet, in denen sich tier- und menschenähnliche oder auch gänzlich undefinierbare Wesen einem Schlafenden auf die Brust setzen oder legen und denselben zu ersticken drohen. Gelegentliches Vorkommen, besonders bei Kindern, ist an sich kaum besorgniserregend. Mehren sich jedoch die Alpträume, so kann dies als Zeichen einer seelischen Krise (Neurose) gewertet werden oder auch beginnender Melancholie.
Ausgelöst wird ein Alpdruck im Normalfall meistens durch zu reichliches oder schweres Essen vor dem Schlafengehen. Bei Kindern können auch durch schreckhafte Erlebnisse während des Tages oder durch Geschichten, die sie in Angst versetzen, Alpträume ausgelöst werden.
Die bedrückenden und beklemmenden Erscheinungen verschwinden sofort, wenn der Träumende geweckt wird. Die Symptome nach dem Erwachen sind Schweißausbrüche, Herzklopfen, Benommenheit, Mattigkeit und das Empfinden, einer ungeheuren, furchtbaren Gefahr entronnen zu sein.
Bei Kindern ist es wichtig, sie nach dem Erwachen aus dem Alptraum zu beruhigen, zu trösten und bei ihnen zu bleiben, bis sie wieder eingeschlafen sind. Dabei ist unbedingt darauf zu achten, das Kind auf die Seite zu legen, da Alpdruck vor allem in Rückenlage zustande kommt.
Die Behandlung bzw. Verhinderung dieses, wenn auch meist ungefährlichen, aber doch lästigen und quälenden Übels, kann auf mehrfache Weise geschehen.
Zunächst ist, wie immer, die Ursache festzustellen. Wenn ein verdorbener oder überladener Magen als Ursache in Frage kommt, ist die Abhilfe einfach. Erstens das Abendessen nicht unmittelbar vor dem Schlafengehen einzunehmen und zweitens darauf zu achten, daß nur leicht verdauliche Speisen genossen

werden. Falls, was auch vorkommt, die Wirbelsäule ursächlich beteiligt ist, so ist der Chiropraktiker zu Rate zu ziehen, der dann die Wirbelsäule wieder einrenkt.

Ist Vollblütigkeit als auslösender Faktor in Erwägung zu ziehen, so sind natürlich dagegen die geeigneten Mittel anzuwenden. Sehr zweckmäßig sind auch Wechselfußbäder am Abend. Dazu nimmt man zwei Eimer, füllt den einen mit 38° warmem Wasser und den zweiten mit Wasser, das eine Temperatur von ca. 19° hat. Dann werden die Füße zuerst 5 Minuten lang ins warme Wasser getaucht, dann 10 Sekunden lang ins kalte. Dies je zweimal. Anschließend die Füße trockenfrottieren und zu Bett gehen.

Oder auch 6 Minuten lang ein Fußbad in warmem Wasser mit einem Zusatz von je einem Eßlöffel voll Salz und Essig. Damit konnten schon die überraschendsten Erfolge erzielt werden.

Etwas Verdauungstee, zumindest aber blähungstreibende, beruhigende Tees tun ein übriges. Hier finden sowohl einzeln als auch gemischt eine Reihe von Kräutertees Verwendung. Im besonderen werden dies Pfefferminze, Schafgarbe, Anis, Anserine, Kamille, Kümmel, Fenchel, Tausendguldenkraut, Zinnkraut, Rosmarin und Knabenkraut sein, die alle hervorragende Dienste leisten. Man sollte aber immer beachten, daß es nützlicher und heilender ist, Tees schluckweise zu trinken, als eine ganze Tasse auf einmal leer zu trinken.

Wie eigentlich bei allen Erkrankungen oder Störungen des menschlichen Organismus, die ja im Grunde genommen nur durch falsche Lebensweise entstehen, ist auch hier auf Nikotin und Alkoholgenuß zu verzichten. Diese beiden Suchtgifte schädigen den gesunden Körper und behindern beim Kranken die Heilung in großem Maße. Es ist auch nicht empfehlenswert, häufig kohlensäurehaltige Limonaden zu trinken, weil es dadurch zu Blähungen kommt, die ihrerseits wieder unangenehme Folgen nach sich ziehen können. Sehr zu empfehlen ist jedoch Morgengymnastik, wobei in diesem Falle Bodengymnastik zu bevorzugen ist. Man legt sich auf den Rücken und hebt die gestreckten Beine einzeln nach oben und langsam wieder zurück. Bei der zweiten Übung mit den Beinen kreisen und bei der dritten mit den Beinen radfahren. Als letzte Übung den Oberkörper aufrichten und nach links und nach rechts abdrehen unter gleichzeitigem Vorbeugen und dann nach vorn und nach rückwärts beugen, um die Wirbelsäule und die Muskulatur zu entspannen.

Altersschwäche

Altersschwäche – auch Marasmus genannt – ist schwerer, zunehmender Körperverfall im hohen Alter ohne besondere Veranlassung. Meist ein Zeichen, daß das Leben nicht mehr lange währen wird. Zu empfehlen ist körperliche und geistige Ruhe, verbunden mit leichter, gut verdaulicher Nahrung. Kräftigend wirkt ein Trunk, der aus einem Glas Milch, einem Eidotter und einem Teelöffel Honig zubereitet wird. Am Anfang dieser Kur sollte der Trunk täglich genommen werden, nach zwei Wochen nur mehr gelegentlich. Zur Aktivierung des Säurehaushaltes dient ein Glas lauwarmes Wasser, dem ein Löffel Honig sowie zwei Eßlöffel Apfelessig beigegeben werden. Dieses stärkende Getränk sollte täglich getrunken werden.

Andere Stärkungsmittel sind Weinchaudeau, selbstgemixter Eierkognak oder Rotwein, der schluckweise während der Mahlzeiten getrunken wird. Vorbeugend gegen Verkalkung wirken Lauchgemüse (Schnittlauch, Perllauch, Knoblauch, Porec, Porree und Sellerie).

Wirksam sind auch kalte Ganzkörperwaschungen eine Stunde vor dem Aufstehen. Bei Schlaflosigkeit, die ja bei älteren Menschen leider ziemlich häufig ist, werden solche Körperwaschungen zweckmäßigerweise abends vor dem Schlafengehen durchgeführt. Wichtig dabei ist, daß der Körper nicht abgetrocknet wird. Der nasse, warm zugedeckte Körper wird dadurch gezwungen, die Feuchtigkeit zu verdunsten. Der dafür notwendige Energieverbrauch ermüdet den Körper, und der erwünschte Schlaf stellt sich daraufhin bald ein. Diese Waschungen beginnt man bei den Zehen des rechten Fußes, wäscht nach oben bis zur Hüfte und an der Innenseite wieder hinunter. Dann setzt man an der Außenseite des rechten Armes fort, und zwar bei den Fingern beginnend und über die Schulter an der Innenseite des Armes wieder bis zu den Fingern; dann das gleiche an der linken Seite, anschließend Genick, Gesicht, Brust, Bauch und Rücken. Während der Abreibungen von Brust und Rücken soll kräftig durchgeatmet werden. Auch Abreibungen mit Franzbranntwein, Arnikaschnaps oder Kampferspiritus wirken belebend und kreislauffördernd.

Wirksam ist die tägliche Einnahme von 3 mal 10 Tropfen Arnikatinktur, Arnikaschnaps oder 1 mal täglich 10 Tropfen medizinisches Petroleum in einem Eßlöffel Wasser.

Ameisenkriechen, Ameisenlaufen

Durch Überempfindlichkeit der Hautnerven kann es zu merkwürdigen Erscheinungen an allen Körperteilen kommen. Und zwar haben die davon Befallenen das unangenehme Gefühl, Ameisen kröchen auf ihrer Haut bzw. Körperoberfläche hin und her. Bisweilen läßt sich die Ursache ermitteln und beseitigen. Dies ist meist dann der Fall, wenn das Leiden durch Druck auf einen Nerv ausgelöst wurde. Wird die betreffende Stelle gefunden und entlastet, hört das unangenehme Gefühl, Tummelplatz von Ameisen zu sein, sofort auf.
Warme Waschungen mit Essigwasser und massieren (eventuell mit einer elektrischen Bürste) sind auch schon oft mit Erfolg angewandt worden. Desgleichen Abreibungen mit Rosmaringeist oder Arnikaschnaps. Heilend ist auch Nerventee.

Appetitlosigkeit

Appetitlosigkeit ist meist die Folge von Magenverstimmungen oder Störungen der Verdauungsorgane. Die Behandlung hat naturgemäß hier einzusetzen. Sehr oft sind die Ursachen in übermäßigem Genuß von Nikotin oder Alkohol zu suchen. Hier ist die Wiedergewinnung des Hungergefühls relativ einfach, indem man diese, auch die Magennerven schädigenden, Gifte meidet.
Rohkost, Obst und auch appetitanregende Tees sind in der Lage, das Hungergefühl wieder herzustellen. Verwenden wird man hier am besten Taubnesselblütentee, Schafgarbentee, Calmuswurzel, Enzianwurzel, Angerinewurzel, Johanniskraut (mit Zucker).

Asthma

Unter Asthma versteht man im besonderen beklemmende Atemnot durch Funktionsbehinderung der tieferen Luftwege. Asthma kommt meist anfallartig, wobei wir verschiedene Erscheinungsformen dieser Krankheit zu unterscheiden haben. Es sind dies:

1. Organisches Asthma: Hier sind organische Veränderungen des Herzens, der Lunge usw. die Ursache des Leidens. Bei der Be-

handlung muß daher die organische Erkrankung im Vordergrund stehen, da nur durch die Beseitigung der Ursachen eine Wiederholung der Anfälle verhindert und unterbunden werden kann.

2. Kongestives Asthma: Es entsteht durch zu großen Blutandrang in Herz, Lunge, Unterleibsorgane usw. Beim Anfall ist das Gesicht stark gerötet, Herzklopfen und Herzbeklemmungen sind mit Atemnot und Schwindel verbunden. Kommen die Anfälle nachts, so sind die Auswirkungen erheblich schwerwiegender. Da diese Erscheinungsform von Asthma meistens bei sehr wohlgenährten, dickblütigen Patienten auftritt, so ist bei der Behandlung vor allem anderen erst einmal die Lebensweise des Patienten zu untersuchen. Eine Umstellung in der Ernährung wird sich hier immer als unabdingbar erweisen. So dürfen keine fetten und schwerverdaulichen Speisen auf dem Speisezettel stehen und auch Fleisch, Suppen, Wein und Spirituosen sollten gemieden werden.
Neben der eigentlichen Asthmabehandlung ist im Frühling und im Herbst eine Blutreinigungskur anzuraten. Schwerblütige Menschen sollten sich auch immer wieder entsprechenden Kneippkuren unterziehen und so Störungen über die Haut ableiten. Viel Bewegung in frischer Luft ist notwendig, um die Verbrennung zu fördern.

3. Nervöses Asthma: Die Ursachen sind meist nervlicher oder psychischer Natur. Durch Erregungszustände verkrampfen sich die Bronchien oder die Luftröhre. Ein Zustand, der allgemein als Brustkrampf verstanden wird. Betroffen davon werden vor allem seelisch-depressive Menschen, Neurotiker und manchmal auch Hysteriker. Es gibt auch Familien, in denen die Neigung zu nervösem Asthma von Generation zu Generation weitervererbt wird. Derartige Leiden können auch durch Gehirn- oder Rükkenmarksstörungen ausgelöst werden. Menschen, die unter nervösem Asthma leiden, sollten unbedingt darauf achten, sich niemals in schlechtgelüfteten Räumen aufzuhalten. Besonders ratsam sind regelmäßige Atemübungen in frischer Luft.
An Kräutertees sind natürlich Asthma-, Herz- und Nerventees zu empfehlen oder auch eine Teemischung aus Baldrian, Melisse, Gänsefingerkraut, Schlüsselblume, Anis und Thymian. Bei stärkeren Anfällen können mit denselben Tees auch Brustwickel ge-

macht werden. Dazu wird ein mehrfach zusammengelegtes Tuch in den warmen Teeabsud getaucht und so weit zusammengedrückt, daß kein Wasser mehr abtropfen kann. Dann um die Brust wickeln und mit einem zweiten, trockenen Tuch umwinden. Den Brustwickel sollte man mindestens 10 bis 15 Minuten auf der Brust lassen. Bei guter Verträglichkeit kann der Wickel jedoch ruhig länger, eventuell bis zu drei Stunden darauf bleiben. Bei Erstickungsanfällen sind auch Heublumenwickel um den Hals zu empfehlen.
Man sollte auch darauf achten, daß Asthmakranke oftmals besser sitzen im Bett anstatt zu liegen (besonders Kinder).

4. Bronchialasthma: Es zeigt sich durch Atemnot, namentlich beim Ausatmen. Hier besteht auch die Neigung zu Hustenreiz, außerdem kommt es zu verschieden geartetem Auswurf. Im fortgeschrittenen Stadium können sich die Anfälle bis zur Erstikkungsnot steigern.
Bronchialasthma beruht auf einer Verengung der Luftröhrenverzweigungen, die oft mit Übersekretion verbunden ist und einer daraus resultierenden Entzündung. Diese ist dann dafür verantwortlich, wenn die Atemnot auch in der anfallsfreien Zeit weiterbesteht.
Hierher gehören auch verschiedene Allergien, wie zum Beispiel „Heuschnupfen".
Die zum organischen Asthma zu zählende Lungenblähung oder Lungenerweiterung ist oft die Folge jahrelangen Verhaltens von Bronchialasthma, von Herz- und Kreislaufstörungen oder aber von Berufserkrankungen. Besonders gefährdet sind hier Steinmetze, Straßenarbeiter, Steinbrucharbeiter, aber auch Chemiearbeiter oder Anstreicher.
Außer Asthmatee sind folgende Tees geeignet, Linderung zu bringen: Thymian, Huflattich, Schöllkraut, Anserine, Isländisch Moos und Eibisch.
Einreibungen mit Öl, Pfefferminze oder Franzbranntwein bringen von der Haut her etwas Erleichterung. Bei Asthma sollte auch ganz besonderes Augenmerk auf die Lebensweise des Patienten gerichtet sein. Zwei Dinge sind vor allem wichtig: möglichst viel Rohkost und Luftveränderung. In Frage kommen dafür mittlere Gebirgslagen, Seereisen, längere Aufenthalte in Seebädern mit Reizklima (z. B. Nordsee, Kanarische Inseln, Madeira

u. d. s.). In einigen bekannten Fällen haben sich auch Aufenthalte und Reisen durch Westafrika als sehr vorteilhaft erwiesen.

5. Herzasthma: Diese Form von Asthma befällt meist ältere Menschen, wobei der Krankheitsherd in den linksseitigen Herzteilen zu suchen ist. Bei der Behandlung ist wichtig, daß der kleine Blutkreislauf (Herz-Lunge-Herz) mit herzstützenden, kreislauffördernden Mitteln gefördert wird. Dazu eignen sich auch kalte Unterarmbäder nach Kneipp. Bei Herzasthma sind Tees für Herz-Nerven zu empfehlen oder auch ein Teeabsud aus Baldrianwurzeln, Weißdorn, Anis, Schlüsselblume und Sonnentau.
Luftbäder sind oft imstande, große Erleichterung zu bringen, deshalb sind Luftkurorte für Asthmakranke sehr zu empfehlen. Anzuraten sind auch Spaziergänge in Nadelwäldern.

6. Blähungsasthma: Hier ist vor allen Dingen auf tägliche Stuhlentleerung zu achten. Im Bedarfsfalle mit leichten Abführmitteln nachhelfen. Beim Essen ist darauf zu achten, daß blähende Speisen und Getränke vermieden werden. Dazu gehören besonders Kohlgemüse, Hülsenfrüchte, Bohnenkaffee, kohlensäurehaltige Getränke und Bier. Auf den Mittagsschlaf verzichten und statt dessen einen Spaziergang machen.
Das Abendessen sollte möglichst karg bemessen sein. Den Tees kann auch Honig beigegeben werden, da dieser ein sehr gutes schleimlösendes Mittel ist. Besonders zu empfehlen ist Fichtenhonig.
Da Asthmaleidende häufig allergisch reagieren, sind reizauslösende Ursachen fernzuhalten. Dazu gehören: ungewaschene Wolle, Kunstfaserstoffe, Staub, Heu und besonders Haustiere wie Hunde und Katzen sowie Meerschweinchen.

Aufstoßen

Wenn Aufstoßen auch meistens auf Magenstörungen zurückzuführen ist, so können doch auch Leber- oder Gallenerkrankungen die Ursache sein. In der Regel wird jedoch ein Zuviel oder Zuwenig an Magensäure an diesem äußerst lästigen und unangenehmen Übel Schuld tragen. Saures Aufstoßen läßt außer auf Übersäuerung des Magens auch auf Magen- oder Zwölffingerdarmgeschwüre schließen. Aufstoßen nach der Mahlzeit zeigt eine Verdauungsschwäche auf Grund fehlender oder mangelnder Magensäure an. Selbstverständlich ist auch hier die eigentliche Ursache zuerst festzustellen und die dementsprechende Behandlung einzuleiten. Gegen akute Beschwerden jedoch helfen stündlich ein bis zwei Eßlöffel Wermut- oder Salbeitee. Wichtig ist vor allem langsam zu essen, gut zu kauen und während der Mahlzeiten nichts zu trinken. Insbesondere kaltes Wasser und Alkohol müssen vermieden werden. Es ist außerdem empfehlenswert, die Nahrungsmenge bei den einzelnen Mahlzeiten etwas einzuschränken, damit es zu keiner Magenüberladung kommen kann.

Augenkrankheiten

Die Augen zählen zu den edelsten Organen des Körpers und sind allen äußeren und inneren Einflüssen auf den Gesamtorganismus stark unterworfen. Durch ihre exponierte Lage sind die Augen natürlich vielerlei Belastungen ausgesetzt. Es sind dies besonders Witterungseinflüsse, extreme Kälte oder Hitze, ungünstige Lichteinwirkungen, wie zu starke Sonnenbestrahlung, oder auch künstliche Lichtquellen, wie Quarzlampen, Solarien und dergleichen. Auch Staub, Rauch und sich in der Atemluft befindliche Chemikalien unserer Industrielandschaft üben zunehmend negativen Einfluß auf unser kostbares Sehwerkzeug aus. Ein so hochempfindliches Organ, wie es unser Auge ist, leidet natürlich unter dieser feindlichen Umwelt besonders, und so kommt es zu den verschiedensten Augenkrankheiten.
Selbstverständlich ist es heutzutage in erster Linie Sache des Augenfacharztes, derartige Erkrankungen festzustellen, zu behandeln und nötigenfalls zu operieren. Trotzdem will ich hier verschiedene Haus- und Naturheilmittel anführen, die eine fachärztliche Behandlung zu unterstützen vermögen und besonders bei chronischen Augenerkrankungen von ganz speziellem Nutzen sein können.
Augenbeschwerden soll man unbedingt ernst nehmen, besteht doch immer die Gefahr, das Augenlicht teilweise oder auch ganz zu verlieren. Als eine der häufigsten Erkrankungen des Auges muß die Bindehautentzündung erwähnt werden. Die den Augapfel umgebende, äußerst sensible Schleimhaut reagiert auf

schädliche Einflüsse wie Verkühlungen, Infektionen durch verschiedenste Erreger mit einer eitrig-schleimigen Sekretion, die zur Verklebung der Augenlider am Morgen und zur Rötung der Bindehaut führen. Da diese Bindehautentzündungen meist ansteckend sind, ist ganz besonderes Augenmerk auf Hygiene zu richten. Sind das Eindringen von Staub oder anderen Fremdkörpern die Ursache der Bindehautentzündung, kann man versuchen, mit einem reinen Tuch das Augenlid und den Augapfel seitwärts zu reinigen. Falls vorhanden, kann kalter Augentrosttee, Kamillentee oder auch Zinnkrauttee dazu verwendet werden. Auch mit Borwasser kann das Auge gereinigt werden, doch ist unbedingt darauf zu achten, daß Borwasser im Auge nur stark verdünnt angewendet werden darf.
Auch Kompressen, über das Auge gelegt, wirken lindernd. Zweckmäßig verwendet man dazu wiederum Augentrost, Kamille, Zinnkraut oder auch Arnika.
Sehr zu empfehlen ist auch das Auflegen von Topfen (Quark), wobei man diesen mehrere Stunden auf dem Auge liegen läßt. Da Topfen mit der Zeit leicht austrocknet und dadurch die Heilwirkung gemindert wird, empfiehlt es sich, etwas ungesalzenes Schweineschmalz mit dem Topfen zu verrühren. Dadurch wird eine längere Wirksamkeit der Kompresse gewährleistet.
Als ganz besonders wirkungsvoll bei akuten Augen- bzw. Bindehautentzündungen erwiesen sich immer wieder Eiklar (Eiweiß) mit süßem Rahm (Sahne).
Bei Augenentzündungen ist ganz besonders darauf zu achten, ob nicht hitzige (fiebrige) Ursachen vorhanden sind, denn besonders bei Kindern kommt dies häufig vor. In diesem Falle sind kalte Essigwickel an Brust, Waden und Fußsohlen sehr geeignet, die Hitze abzuleiten; desgleichen kalte Sauerteigauflagen am Halse. Kaltwasserkuren sind ebenso empfehlenswert, doch möglichst nur unter der Aufsicht und Kontrolle eines erfahrenen Kneippianers, weil unsachgemäßes Kneippen oft schwere Verkühlungen zur Folge hat.
Wirkungsvoll sind Augenbäder in kaltem Wasser, wobei die Augen offengehalten und immer wieder hin- und hergedreht werden sollen. Diese Bäder ziehen das Hitzige heraus. Dann macht man eine Minute Pause und wiederholt das Augenbad, um anschließend den Kopf sofort mit einem wollenen Tuch zu umwickeln und sich niederzulegen.

Dies sollte man auch nach einem kalten Brust- oder Fußwickel tun. Zweckmäßig ist es, über einen kalten Umschlag am Oberkörper oder an den Beinen gleichzeitig auch Leinen- oder Wolltücher zu wickeln.
Bindehautentzündungen können mit Erfolg auch homöopathisch behandelt werden.
Bei rheumatischen oder gichtischen Ursachen von Augenleiden ist vor allen Dingen eine Ernährungsumstellung notwendig. Dabei möchte ich speziell auf die Hay'sche Trennkost verweisen. Zumindest soll der Patient Fleischspeisen, insbesonders rohes Fleisch, Innereien, geselchte Fleischwaren sowie allzu scharfe Gewürze, Alkohol und Nikotin tunlichst meiden. Das Lesen ist möglichst einzuschränken, besonders bei künstlichem Licht. Fernsehen muß unter allen Umständen vermieden werden, da dies schon dem gesunden Auge wenig zuträglich ist. Auf ein erkranktes, entzündetes Auge wirkt das Weltübel Television jedoch katastrophal.
Bei rheumatischen oder gichtischen Ursachen einer Augenerkrankung ist jedoch die Behandlung der Augen allein keinesfalls zielführend, wenn nicht gleichzeitig die Ursachen der Erkrankung mitbehandelt werden. Eine Rheuma- oder Gichtbehandlung ist hier unbedingt gleichzeitig durchzuführen, soll der gewünschte Heilungserfolg eintreten.
Dazu eignet sich natürlich am besten Rheumatee und Augentee, im regelmäßigen Wechsel getrunken sowie ableitende Fuß- und Armbäder. Hierbei werden morgens 4 Minuten lang warme Armbäder und abends 10 Minuten lang warme Fußbäder mit Rheumatee genommen.
Skrofulöse Augenentzündungen sind meist bei Kindern zu beobachten, die Merkmale körperlicher Verwahrlosung aufweisen. Gewöhnlich ist die eigentliche Ursache der Erkrankung in einer mitgemachten tuberkulösen Infektion zu suchen. Aber auch nach Infektionskrankheiten wie Masern können derartige Augenentzündungen auftreten. Doch kann generell gesagt werden, daß die Häufigkeit dieser lästigen Augenerkrankung durch den sozialen Aufstieg breitester Schichten in den letzten Jahrzehnten und der damit verbundenen höheren Wohnhygiene sichtlich abgenommen hat. Erkennbar sind skrofulöse Augenerkrankungen an aufgedunsenem Gesicht, geschwollenen Augenlidern, Drüsenschwellungen am Hals, Kopfausschlägen und einer meist feuch-

ten, schwitzenden Körperhaut. Auch Bläschen oder Knötchenbildung an den Lidrändern sowie Lichtscheue und Tränenfluß können auf derartige Erkrankungen hinweisen.
Hornhautentzündungen sind äußerst gefährliche Erkrankungen am Auge und müssen unter allen Umständen durch einen Augenfacharzt behandelt werden. Sie entstehen meistens durch kleine Verletzungen der Hornhaut oder durch Infektionen. Besonders bei der in der Landwirtschaft tätigen Bevölkerung oder Arbeitern der Industrie sind kleine Verletzungen der Hornhaut oder das Eindringen von kleinen Fremdkörpern ins Auge ziemlich häufig festzustellen.
Auch Eiterherde im Körper müssen oftmals für Erkrankungen der Hornhaut verantwortlich gemacht werden.
Neben der fachärztlichen Behandlung, die unumgänglich ist, gibt es auch homöopathische Mittel, um den Genesungsverlauf zu beschleunigen. Lindernd sind warme Umschläge mit Augentrost, Kamille oder Zinnkraut. Auch Einreibungen mit Bio-agil an Schläfen, Stirne, Genick und hinter den Ohren sind zu empfehlen. Wirkungsvoll sind auch ableitende kalte Fußbäder am Abend. Jedoch nur ganz kurz und hinterher Füße und Körper warm einhüllen.
Netzhautentzündungen werden meistens durch eiternde Störzonen im Körper, Infektionskrankheiten oder durch Nierenleiden und dgl. hervorgerufen. Neben der fachärztlichen Therapie hat hier eine zusätzliche naturheilkundliche Behandlung ihre ganz besondere Berechtigung.
Reichliches Trinken von Nierentee steht dabei im Vordergrund. Man trinkt mindestens viermal täglich eine Tasse Nierentee in kleinen Schlucken.
Die Ableitung von Schwellungen und Flüssigkeitsansammlungen in und am Auge wird durch die Intensivierung der Nierentätigkeit außerordentlich gefördert. Die vielfach propagierte, salzarme Kost bei Nierenerkrankungen halte ich nicht für richtig. Gerade Salz und Pfeffer regt die Blutzirkulation der Nebennieren an und fördert so eine bessere Durchblutung der Nieren. Auch kommt es in der Folge zu größerem Durst, was zwangsläufig reichlicheres Trinken nach sich zieht, wodurch wiederum die Nieren besser durchgespült werden. Dadurch kommt es nicht so leicht zu Ablagerungen von Sedimenten in der Niere, und somit wird die gefürchtete Steinbildung behindert. Zur Anregung der Nierentä-

tigkeit empfehle ich die Nacht über Zwiebelscheiben auf die Nierengegend aufzulegen. Dazu werden rohe Zwiebelscheiben im Backrohr leicht angewärmt, auf einem Tuch ausgebreitet und auf die Nieren aufgelegt. Damit die Zwiebelscheiben während der Nacht nicht verrutschen können, ist es von Vorteil, wenn das Tuch groß genug ist, so daß es vorne am Bauch entsprechend verbunden werden kann. Diese Umschläge sollten mindestens eine Woche lang allabendlich durchgeführt werden, um den entsprechenden Heilungseffekt zu gewährleisten.
Gleichzeitig sollten bei Netzhautentzündungen Auflagen von Kohlblättern oder solche mit Topfen gemacht werden. Bei Netzhautentzündungen ist es auch immer wichtig, einen Hals-Nasen-Ohrenarzt beizuziehen, um eventuelle Eiterherde in Nase, Stirnhöhle, Kieferhöhle, Nebenhöhlen, Ohren oder Mandeln aufzuspüren.
Die Augenlidentzündung ist eine meist einfache katharrhalische Entzündung, die von den inneren Lidrändern ausgeht und sich sehr rasch ausbreitet. Dabei schwellen die Augenlider unter immer stärker werdender Rötung ziemlich an. Die Schleimabsonderung der Augen und der Nase ist sehr vermehrt.
Beim Gerstenkorn gilt als wichtigste Regel, nicht daran herumzudrücken, weil dabei immer die Gefahr einer lebensgefährdenden Blutvergiftung besteht. Da meistens eitererregende Infektionen an den Drüsen der Haarbälge die Ursache dafür sind, ist hier eine äußerliche Behandlung nicht so erforderlich wie eine solche von innen her. Äußerlich nimmt man wieder – und ganz besonders bei immer wiederkehrenden Gerstenkörnern – mehrmals täglich Weißkohlblätter. Dabei wird der stärkste Strunk entfernt, sodann das Blatt leicht geklopft, um es geschmeidiger zu machen, und dann auf das Auge aufgelegt und mit einem Tuch festgebunden. Sicherlich sind auch manche Zugsalben geeignet, hier Hilfe zu bringen, doch sind diese durch ein so empfindliches Organ, wie es das Auge nun einmal ist, oftmals nicht verträglich. Aus meiner reichen Erfahrung kann ich nur immer wieder das Kohlblatt empfehlen, allenfalls ist auch Honig zum Auflegen ein hervorragendes Mittel.
Häufig mit dem Gerstenkorn verwechselt wird das Hagelkorn. Im Gegensatz zum Gerstenkorn ist das Hagelkorn jedoch niemals eitrig und völlig schmerzlos. Das Hagelkorn kann durch Überfunktion einer Talgdrüse bis zu Erbsengröße anwachsen. Öffnet

der Arzt das Hagelkorn, wird sich meist lediglich Talg darin befinden. Falls jedoch anstelle von Talg das Korn mit einer gewebeartigen Masse gefüllt ist, handelt es sich um eine krebsartige Geschwulst, die operativ entfernt werden muß. Besonders wirkungsvoll sind Kohlblätter bei Gerstenkorn und Hagelkorn, wenn man sie über Nacht in kaltgepreßtes Olivenöl einlegt und am darauffolgenden Abend auf das Auge auflegt. Es mag lächerlich klingen, aber da es schon oft geholfen hat, möchte ich nicht versäumen, hier ein Sympathiemittel zu erwähnen: Dabei blickt man eine Minute lang durch einen Goldring, der ca. 5 cm vor das Augenlid gehalten wird . . .

Der graue Star ist wohl in den meisten Fällen eine altersbedingte Erkrankung, die gewöhnlich etwa ab dem 60. Lebensjahr auftritt. Der Beginn dieser Krankheit kann aber schon weit früher gegeben sein, nur wird er in den Anfängen selten vom Patienten registriert.
Erkennbar ist der graue Star leicht an der grauen Eintrübung der Pupille. Wenn auch der graue Star im allgemeinen während des Lebens „erworben“ wird, so gibt es doch auch häufig Fälle, in denen es sich um eine ererbte Krankheit handelt. Doch in der Regel sind die Ursachen in Stoffwechselerkrankungen, Rheuma, Gicht, Diabetes oder auch in früheren Verletzungen des Auges zu suchen. Aber auch Kalkmangel oder Vitamin-D-Mangel in frühester Jugend können die Ursache sein.
Die Behandlung durch den Augenarzt erfolgt meist durch eine Operation, die darin besteht, daß das Auge geöffnet und die getrübte Linse aus dem Auge entfernt wird. Die Operation ist jedoch nur möglich, wenn erstens Netzhaut und Sehnerv normal funktionieren und zweitens der Harn frei von Zucker und Eiweiß ist und sich im Körper keine Eiterherde befinden. Etwa zwei Monate nach der Operation erhält der Patient meist ein sogenanntes Starglas, welches die aus dem Auge entfernte Linse durch eine entsprechend starke Glaslinse ersetzt. Auch Naturheilmittel bieten sich beim grauen Star an. Vielfach bewährt hat sich das abendliche Einträufeln von Honigwasser. Dabei wird ein Tropfen Honig in 8 bis 10 Tropfen Wasser aufgelöst und ins Auge geträufelt. Am Morgen löst sich dann etwas eitriger Schleim. Manchmal werden auch stärkere Dosen verwendet, und zwar wird dabei ein Tropfen Honig mit einem bis zwei Tropfen Zwiebelsaft ver-

mischt. Abends eingeträufelt, bewirkt diese Mischung eine starke eitrige Absonderung am Morgen. Äußerlich sind auch Auflagen von Kohlblättern oder Holunderblättern zu empfehlen. Auch tägliche Waschungen des Auges mit Augentrosttee, dem etwas Zinnkraut beigefügt wird, sind zu empfehlen. Man kann den gleichen Augentee sowohl zum Trinken als auch für die Waschungen verwenden. Auch das Trinken von Schafgarbentee brachte oft Hilfe.

Außerdem empfiehlt es sich, mit ableitendem Augentee oder bei rheumatischen Ursachen mit Rheumatee am Abend warme Fußbäder zu machen. Dies täglich etwa 8 bis 10 Minuten lang.

Ich glaube, daß bei etwa 80 Prozent der Patienten die Ursachen des grauen Stars eine Folge von Rheumaerkrankungen sind. Daher ist es notwendig, auch eine Rheumabehandlung durchzuführen, und zwar unter Einhaltung der Rheumadiät.

Der grüne Star ist eine sehr verbreitete Augenerkrankung. Diese tritt meist erst in der zweiten Lebenshälfte auf und entsteht durch die Verstopfung der Abflüsse des Augenwassers, wodurch im Auge ein gefährlicher Überdruck entsteht. Schon bei den allerersten Anzeichen von grünem Star muß unbedingt der Augenarzt aufgesucht werden, weil eine Heilung sehr vom zeitgerechten Behandlungsbeginn abhängt. Auch hier sind frühere Nierenerkrankungen häufig als die eigentliche Erkrankungsursache anzusehen, weshalb bei grünem Star der Beobachtung und Untersuchung der Nierenfunktion größte Wichtigkeit beizumessen ist. Auf Grund meiner Erfahrungen am eigenen Leibe und angesichts großer Heilerfolge bei Glaucoma-Erkrankten weise ich immer wieder auf die Notwendigkeit einer ableitenden Nierenbehandlung hin. Daß bei dieser eine strenge Nierendiät beachtet werden muß, liegt auf der Hand.

Äußerlich sind auch hier Auflagen von Topfen (wiederum mit ungesalzenem Schweineschmalz vermischt) auf die Augen selbst sowie Zwiebelscheiben auf Schläfen und Hinterkopf wie auch an Nieren und Fußsohlen ein ausgezeichnet ableitendes Mittel über die Haut. Mehrfach bewährt haben sich auch Auflagen von Mailänder Pflaster an den Schläfen sowie Schröpfungen und Malefizpflaster hinter den Ohren.

Ein einfaches, aber wirkungsvolles Mittel gegen den grünen Star sind kalte Augenbäder am Morgen, die über lange Zeiträume durchgeführt werden.

Zum Einträufeln in das erkrankte Auge bereitet man eine Mischung aus einem Teil Schöllkraut, einem Teil Hühnerei und zwei Teilen Bienenhonig. Man träufelt davon täglich einen Tropfen in das Auge, und zwar 14 Tage lang. Es brennt zwar etwas, wirkt aber gleicherweise gegen grauen und grünen Star.
Alkohol und Nikotin sind selbstverständlich strengstens verboten. Desgleichen Bohnenkaffee. Körperliche Anstrengungen sowie Lesen und Fernsehen sind strikt zu meiden.

Backengeschwulst

Die Ursachen sind mannigfaltig. Besonders kommen dafür aber Drüsenerkrankungen, Zahn- und Kiefererkrankungen, Ohrenleiden wie auch Mumps und Ziegenpeter in Betracht. Liegen die Ursachen im Bereich der Zähne, so ist selbstverständlich der Zahnarzt zuständig.
Zur Behandlung von außen eignen sich Auflagen von Topfen, der mit etwas Schweineschmalz verrührt wurde, Auflagen von gekräuseltem Kohl, geklopften Huflattichblättern, in Milch aufgekochtem Leinsamen und schließlich noch Zwiebelscheiben, die in Schweineschmalz ganz leicht angeröstet wurden.
Sind keine erkennbaren Ursachen zu finden, ist immerhin das Trinken von Kamillentee mit Hirtentäschel und Anserine ratsam.
Bei Backengeschwulsten ist sorgsam darauf zu achten, daß Nässe und Zugluft vermieden werden. Auf Genußmittel, wie Bohnenkaffee, Schwarztee und Alkohol, wird besser verzichtet.
Eventuell sind noch ableitende Fußbäder zu empfehlen, und zwar sollen diese am Abend genommen werden. Am besten verwendet man dazu warmes Wasser, in das etwas Salz und Essig gegeben wurde.
Lindernd und heilend wirken Salbeiblätter, die zwischen Kiefer und Backe eingelegt werden. Desgleichen Mundspülungen mit Blutwurz- (Tormentill) oder Salbei- und Arnikatee.

Bandwurm

Durch den Genuß von rohem oder ungenügend gekochtem Fleisch können Bandwurmeier in den Darm gelangen, wo sich der

Bandwurm dann bis zu einer respektablen Größe von fünf bis zehn Metern entwickeln kann. Es ist einleuchtend, daß dem Körper dadurch wichtige Aufbau- und Nährstoffe entzogen werden. Anzeichen für das Vorhandensein eines solchen Parasiten sind ständiges Hungergefühl und eine auffallend blasse Hautfarbe. Bei Verdacht auf Bandwurm sollte der Stuhl immer genau untersucht werden, weil oft Teile (Glieder) des Bandwurmes mit dem Stuhl abgehen.
Bei der Behandlung ist auf äußerste Reinlichkeit und Körperpflege zu achten. Die Kost sollte vorübergehend auf Rohkost umgestellt werden. Zu empfehlen ist das Essen von rohem Sauerkraut am Morgen und reichlich Karotten. Besonders wirksam sind rohe Kürbiskerne (40 bis 50 Stück), die sorgfältig gekaut werden müssen. Etwas später ein, zwei Eßlöffel voll Rizinusöl einnehmen.
Eine alte Bandwurmkur sieht folgendermaßen aus: Man beginnt mit zwei Fasttagen, während derer lediglich Lauchgemüse, Karotten und rohes Sauerkraut gegessen werden darf. Dazu morgens und abends je eine Tasse Tee aus Wurmfarnkraut, Wermut, Fenchel und Bärlauch. Mittags eventuell eine Zwiebelsuppe ohne Brot und abends einen Salzhering mit Zwiebel- oder Knoblauchsoße. Hernach Mundspülungen mit Malventee.
Am dritten Tage wird dann eine Tasse Wermuttee zusammen mit einem Eßlöffel fein geschnittener Kürbiskerne (samt Schale) aufgekocht, abgeseiht und morgens nüchtern getrunken. Um das Abgehen des Bandwurmes zu beschleunigen, sind Darmspülungen (Einläufe) mit Tee aus Blutwurzeln, Wurmfarnkraut und Eibischwurzeln unter Zusatz von Leinöl oder geschabter Kernseife zweckmäßig. Beim Abgang des Bandwurmes mit dem Stuhlgang muß darauf geachtet werden, ob auch der Kopf des Wurmes abgegangen ist.

Bauchspeicheldrüsen-Erkrankungen

Diese gehören unbedingt in die Hand des Arztes.
Erkrankungen und Störungen der Funktionen der Bauchspeicheldrüse treten häufig als Folge von Infektionskrankheiten, Darmerkrankungen oder Gallenleiden auf. Bei der Behandlung ist die Verabreichung fettarmer Kost unumgänglich.

Ein bewährtes Hausmittel zur Senkung des Cholesterinspiegels ist der Saft roter Rüben. Wer täglich ein Glas davon trinkt, wird schon bald eine wesentliche Besserung sowohl des Blutbildes als auch des Allgemeinzustandes feststellen können.
Bei zunehmendem Monde sollte Lebertee, bei abnehmendem Mond jedoch Blutreinigungstee getrunken werden. Zur Bereitung eines Lebertees sind die Mariendistel, das Schöllkraut oder die Ringelblume geeignet.
Alkohol ist absolut zu meiden. Hingegen sollte täglich ein Glas Sauer- oder Buttermilch getrunken werden.
Heilsam sind auch Umschläge mit Topfen oder Lehm auf die Lebergegend (1 Stunde). Zur Förderung der Darmtätigkeit kann Karlsbader Wasser oder Karlsbader Salz verwendet werden.

Bettnässen

Das Bettnässen kann verschiedene Ursachen haben. Die Skala reicht von Nervosität, Schockwirkungen und Angstzuständen, die ihrerseits auch wieder die divergierendsten Quellen aufweisen können, Schwierigkeiten beim Lernen und im Elternhaus und Umgebung bis zu physischen Ursachen. So sind auch Blasenverkühlungen und Blasenkatarrhe, Harnleiter- oder Nierenbeckenerkrankungen wie überhaupt Störungen des Uro-Genitaltraktes geeignet, das lästige Bettnässen zu bewirken. Aber auch Darmerkrankungen, Erkältungen und Würmer (insbesondere Magenwürmer) können dieses Leiden hervorrufen.
Passiert einem Kind einmal dieses Mißgeschick, wäre es völlig falsch, es deshalb zurechtzuweisen oder gar zu bestrafen. Man würde nur das Gegenteil dessen, was man beabsichtigt, erreichen. Die Angst vor Bestrafung könnte bewirken, daß eine einmalige Sache zu einer sich wiederholenden wird und damit zu einer echten Krankheit.
Es ist viel besser, ruhig mit dem Kind darüber zu sprechen und gemeinsam zu versuchen, die Ursache zu finden. In den meisten Fällen wird dies ohne große Schwierigkeiten gelingen, und das Bettnässen wird sich kaum wiederholen. Können die Eltern das vorerst kleine Problem jedoch nicht lösen, ist es unbedingt nötig, den Arzt beizuziehen, ehe das Problem ein großes wird.
Ich habe auch immer wieder bemerkt, daß Bettnässer häufig un-

ter Blutarmut leiden. Blutarme Kinder frieren leicht, und die Bettwärme nach dem Einschlafen bewirkt das Entleeren der Blase. Es versteht sich von selbst, daß auch hier nicht das Bettnässen an sich zu behandeln ist, sondern die Blutarmut. Gelingt dies, hört das Bettnässen ganz von selbst auf.

Vor allen Dingen ist anzuraten, dem bettnässenden Kind ab dem späten Nachmittag keine nassen Speisen oder gar Getränke zu verabreichen. Auch kein Obst!

Wenn Ihr Kind leicht friert, so bereiten Sie ihm vor dem Zubettgehen Wechselfußbäder oder machen naßkalte Abreibungen. Die Blasen- und Nierengegend reiben Sie mit Biofit oder Johanniskrautöl, notfalls auch mit Wundöl ein. Oft hilft auch das Auflegen eines entweder trockenen oder auch feuchten Kamillensakkerls jeweils am Abend etwa 1¼ bis 1½ Stunden lang. Ist das Kind sehr nervös, reichen Sie ihm tagsüber schluckweise Tee aus Johanniskraut, Zinnkraut und etwas Rosmarin. Bei Blasenschwäche gibt man Zinnkraut, mit Schafgarbe vermischt. In schwerwiegenden Fällen verwendet man Schafgarbe, Johanniskraut, Odermennig, Tormentillwurzeln oder auch die doppelte Menge von Zinnkrauttee. Bei Knaben ist auch auf eine etwaige Verengung der Vorhaut zu achten und – falls vorhanden – ehestens beseitigen zu lassen.

Wenn keine der oben erwähnten Ursachen für das Bettnässen bei Kindern zuzutreffen scheint, ist es geboten, einen Rutengeher zu konsultieren, um zu untersuchen, ob sich nicht unter dem Bett des Kindes eine unterirdische Wasserader befindet. Wenn ja, muß das Bett entsprechend verstellt werden, und das Bettnässen wird damit automatisch aufhören. Manchmal ist auch zu beobachten, daß Kinder sich immer in die gleiche Ecke des Bettes „flüchten". In diesen Fällen ist die Existenz einer unterirdischen Störzone mit Sicherheit anzunehmen. Ein Rutengeher wird darüber Klarheit schaffen bzw. den genauen Verlauf der Wasserader orten können.

Oft ist das Bettnässen bei Kindern auch auf mangelnde Abhärtung zurückzuführen. Hier ist besonders auf trockene, warme Fuß- und Unterkörperbekleidung zu achten.

Um das Bettnässen abzustellen, ist es ratsam, das Kind nach einer Stunde Schlaf zu wecken und zum Urinieren zu veranlassen. In der zweiten Nacht dann nach Fünfviertelstunden und solcher Art pro Nacht eine Viertelstunde zuzugeben. Nach rund vierzig Tagen wird das Kind dadurch in den meisten Fällen die Nächte „trocken“ durchschlafen.

Blasenleiden

Die meisten Blasenerkrankungen entstehen durch Erkältungen des Unterleibes, durch kalte Füße und mangelhafte Bekleidung der unteren Körperhälfte. Auch das Tragen nasser Badehosen kann Erkrankungen der Blase nach sich ziehen. Es gibt selbstverständlich eine ganze Reihe von Blasenerkrankungen, die auf andere Ursachen zurückgehen. Vor allem kommen hier die Nieren, die Harnleiter, wie überhaupt der ganze Unterleib, aber auch Folgeerscheinungen nach Infektionskrankheiten, wie z. B. Scharlach oder Masern, in Betracht. In diesen Fällen ist es selbstredend zweckmäßig, den Facharzt für Urologie, den in erster Linie hiefür zuständigen Fachmann, zu Rate zu ziehen.
Ich will hier jedoch besonders auf Blasenentzündungen auf Grund von Verkühlungen oder auch Harnverhaltungen eingehen. Bei der Behandlung von allen Blasenerkrankungen ist primär auf warme Kleidung zu achten. Wobei nicht nur der Unterleib, sondern besonders auch die Füße immer warm und trocken gehalten werden müssen. Das Sitzen auf Steinböden und der nackten Erde ist unbedingt zu unterlassen. Für den gesunden Menschen gibt es eine Faustregel, wann er auf der Erde, auf einer Wiese und dergleichen sitzen darf und wann nicht. Und zwar sollte der unmittelbare Kontakt des Körpers mit dem Erdboden in allen Monaten, in deren Name ein „r“ vorkommt, unterbleiben. Demnach darf also nur in den Monaten Mai, Juni, Juli, August dem zweifellosen Vergnügen, auf einer Wiese zu liegen und „mit der Seele zu baumeln“, gehuldigt werden.
In allen übrigen Monaten soll, auch wenn die Sonne noch so warm scheint und die Luft lau ist, eine Decke verwendet werden.
Bei allen Erkrankungen der Blase ist auf eine entsprechende Diät zu achten. Verboten sind scharfgewürzte Speisen, wobei insbesondere auf Pfeffer, Paprika, Salz, Senf und Essig möglichst verzichtet werden soll. Auch Alkohol ist unbedingt zu meiden.
In schwereren Fällen ist Bettruhe geboten, um einen rascheren Heilungserfolg zu erzielen. Gegen Durst trinkt man am besten warmen oder kalten Haustee, vielleicht mit ein wenig Zitrone.

Äußerlich nimmt man warme Wickel mit Kamillentee oder Zinnkrauttee; weiters täglich einmal, in extremen Fällen zweimal, jeweils 15 Minuten dauernde Sitzdampfbäder. Bei Frauen und Mädchen verwendet man dazu Heublumen und Kamille, bei Männern Zinnkrauttee oder Haferstroh. Das Sitzbad bereitet man auf folgende Weise:
Man nimmt zwei Handvoll Kräuter auf zwei Liter Wasser, bringt dieses zum Kochen und schüttet den dampfenden Tee in einen Eimer, dessen Rand mit einem Handtuch belegt ist und setzt sich darauf. Den Körper umhüllt man noch mit einer Decke, damit der Dampf nicht so schnell entweichen kann und der ganze Körper gleichmäßig warm gehalten wird. Nach 15 Minuten steht man auf und legt sich mitsamt der umhüllenden Decke ins eventuell vorgewärmte Bett. An den Abenden, an denen man kein Sitzbad nimmt, sollte man unbedingt warme Fußbäder nehmen, und zwar mit einem Zusatz von Salz. Nicht länger als 10 Minuten, und auch hier anschließend gleich ins Bett.
Heilend sind auch Einreibungen mit Biofit, wobei nicht nur der Unterbauch und die Blasengegend, sondern auch das Kreuz und die Oberschenkel eingerieben werden sollten. Man wärmt die Einreibung jedoch vor Gebrauch etwas an und legt sich hinterher sofort ins warme Bett.
Als Heiltee eignet sich eine Mischung von Bärentraubenblättern, Kamille, Liebstöckl, Ginster, Birkenblätter, Schachtelhalm und Eibisch. Dreimal täglich eine Tasse um 10 Uhr, 16 Uhr und 20 Uhr getrunken.
Bei totaler Harnverhaltung wird eine Kathederisierung notwendig sein. Dazu braucht es natürlich die Hilfe eines Arztes.

Reizblase

Die Ursachen einer Reizblase sind meistens schwere Erkrankungen, bei Frauen vor allem bei Unterleibserkrankungen oder Operationen, Bestrahlungen oder nach schweren Entbindungen. Ebenso bei Reiz- oder Krampfhusten, wobei bei krampfartigem Husten das Wasser stoßweise aus der Blase gedrückt wird.
Hier gilt das gleiche wie bei Blasenverkühlungen, also heiße Umschläge auf die Blasengegend mit Kamillentee oder Zinnkrauttee, Sitzbäder mit Zinnkrauttee oder auch Sitzdampfbäder mit Heublumen- und Kamillentee.

Als Tee zur inneren Behandlung kann Blasentee gereicht werden.
Einreibungen mit Biofit sind sehr empfehlenswert, doch soll dieses auch hier leicht vorgewärmt werden. Nach der Einreibung immer ein angewärmtes Tuch eine halbe Stunde lang über die Blasengegend auflegen.

Blasenschwäche
Blasenschwäche kommt heutzutage viel bei Fernfahrern, Traktorfahrern, wie überhaupt bei Menschen, die beruflich viel mit dem Auto unterwegs sein müssen, vor. Bei Frauen ist Blasenschwäche auch häufig nach schweren Entbindungen und schweren Erkrankungen der Gebärmutter wie auch bei Gebärmuttervorfall zu beobachten. Viele Gebärmutterleiden sind allerdings auch auf eine andere Ursache zurückzuführen. In der Entwicklung des Lebens auf der Erde ist der Mensch sehr spät aufgetreten. Der Beginn des Menschseins, das heißt die Absonderung des Menschen vom Tierreich, ist eng mit der aufrechten Körperhaltung des Menschen, der ehedem auf allen Vieren ging, verknüpft. Durch die aufrechte Körperhaltung nun wurden die Bänder, die die Gebärmutter halten, plötzlich überlastet, da die Gebärmutter vorher, beim Gang auf allen Vieren, ja innen auf der Bauchdecke ruhte. Die Natur mußte deshalb die Gebärmutterbänder kräftiger ausbilden. Was sie auch tat, doch ist diese Entwicklung noch lange nicht abgeschlossen, weil die Natur zwar alles zuwege bringt, doch ungeheuer viel Zeit dazu benötigt. Lassen wir der Natur noch ein paar Millionen Jahre Zeit (was angesichts des Kampfes des Menschen gegen die Natur allerdings zweifelhaft ist), so werden die Gebärmutterbänder stark genug sein, die starken Belastungen einer Schwangerschaft ohne Schaden auszuhalten.
Außer der notwendigen fachärztlichen Behandlung empfehle ich Bärentraubenblättertee, Hauhechel, Birkenblätter und Thymian. Außerdem Sitzbäder mit Moor und Zinnkrautsitzbäder bis über die Nierengegend. Wie bei allen Blasenleiden ist warme Kleidung eine wesentliche Voraussetzung für die Heilung. Bei der Ernährung ist auf reizlose Kost zu achten und Alkohol gänzlich zu meiden. Einreibungen mit Biofit oder einem Kräuteröl sind zu empfehlen.

Blasenleiden als Folgeerscheinungen von Wirbelsäulenleiden oder von Antibiotikas sind entsprechend, das heißt bei vorrangiger Behandlung der Erkrankungsursache, zu bekämpfen. Aber auch hier wiederum wöchentlich ein Sitzbad mit Zinnkrauttee bis über die Nierengegend 20 Minuten lang bei mehrmaligem Zugießen von heißem Wasser.
Virus- oder bakterielle Erkankungen oder auch Folgeerkrankungen der Blase nach venerischen Krankheiten und ähnlichem sind selbstverständlich nur Sache des Facharztes.
Zusammenfassend darf noch einmal gesagt werden, daß Blasenleidende außer der Vermeidung von alkoholischen Getränken absolut Diät halten und wenig Eiweiß sowie reizloses Essen zu sich nehmen sollen. Also möglichst kein rotes Fleisch, besonders kein Schweinefleisch, kein Selch- oder Rindfleisch, keinen fetten Fisch wie zum Beispiel Aal. Keine Vollmilch, dafür viel frisches Gemüse und darüber hinaus möglichst viel Blasentee trinken. Viel Bewegung in frischer Luft ist nach wie vor zur Abhärtung notwendig.

Blasenpapillome oder Blasenhämorrhoiden

Da alle Organe unseres Körpers durchblutet werden müssen, befinden sich innerhalb dieser Blutbahnen und Venen. So ist auch die Blase von Venen durchzogen. Bei Venenstauungen in der Blase kommt es zu einer Erweiterung dieser Blasenvenen, weil diese mit Blut überfüllt sind. Dadurch können sich aber auch die Venen in den Beinen und im After erweitern. Durch diese Überfüllungen kommt es zu Blutungen, die durch die Blase über die Harnröhre abgeleitet werden. Heutzutage werden diese Papillome meistens ausgebrannt, aber sie treten immer wieder auf, so daß auch das Ausbrennen keine Dauerlösung zu sein scheint.
Früher kamen diese Papillome hauptsächlich im späteren Alter vor, doch durch die veränderte Lebensweise treten Papillome jetzt schon viel früher, etwa um die Lebensmitte, auf.
Mit Heilkräutertees können oftmals recht gute Ergebnisse erzielt werden. Dabei finden Tormentill, Arnika, Liebstöcklwurzel, Leinsamen und Alantwurzel Verwendung. Im Gegensatz zu Blasenverkühlungen ist es hier besser, nicht zu warm angezogen zu sein. Alkohol muß natürlich gemieden werden. Die Blasendiät hat auch hier Gültigkeit. Ableitende Fußbäder, mit Tee und

Tormentill, Arnika und Mistel vermischt, an jedem zweiten Abend für jeweils 6 Minuten sind zweckmäßig. Mit der gleichen Mischung kann man auch lauwarme Sitzbäder von 10 Minuten Dauer versuchen. Wichtig sind auch gymnastische Übungen, wie Bodenturnen, Rumpfbeugen, Kniebeugen und „Strampeln" in Rückenlage.

Blasenvorfall
Wie beim Gebärmuttervorfall handelt es sich hier um eine Organschwäche der Natur, weil auch hier die notwendige Anpassung des Körpers an die aufrechte Haltung noch nicht abgeschlossen ist.
Außer einer Operation empfehle ich Sitzdampfbäder mit Heublumen und Kamille, zwei- bis dreimal wöchentlich, jeweils 10 bis 15 Minuten.

Blinddarmentzündung

Symptome: Beim Strecken der Beine im Liegen werden die Schmerzen im Unterbauch bzw. an der rechten Bauchseite wesentlich heftiger. Außer Brechreiz und Erbrechen ist die Zunge belegt; häufig Durchfall oder Verstopfung. Der Puls ist meist beschleunigt im Zusammenhang mit Fieber. Bei Druck auf den rechten Unterbauch und plötzlichem Loslassen stechender Schmerz.
Bei Verdacht auf Blinddarmentzündung am besten gleich kalte Lehmumschläge oder Erdumschläge machen, wobei die Erde immer aus tieferen Erdschichten genommen werden sollte. Die Erde wird mit kaltem Wasser zu einem Teig verrührt und kalt auf die Blinddarmgegend aufgelegt. Drei Stunden lang soll so die Erde Giftstoffe aus dem Körper ziehen. Bei Besserung sollten die Umschläge mindestens drei Tage hindurch gemacht werden. Bettruhe und keinerlei Nahrungsaufnahme ist außerordentlich wichtig. Tritt keine Besserung ein, muß der Arzt gerufen werden. Handelt es sich um eine eitrige Blinddarmentzündung, kann nur noch eine rasche Operation helfen.
Bei Blinddarmreizung sollte Brombeerblättertee getrunken werden, und zwar mehrmals am Tag in kleinen Schlucken. Nicht heiß,

sondern lauwarm. Gleichzeitig werden immer wieder warme Kamillenkompressen auf die Blinddarmgegend aufgelegt. Gegen Blähungen sollte zweimal pro Tag Tee getrunken werden, und zwar aus Pfefferminze, Fenchel, Knabenkraut, Kümmel und Alantwurz. Diese Teekur ist mindestens zwei Wochen lang beizubehalten, um eine Wiederholung der Blinddarmreizung von vornherein zu unterbinden. Wichtig ist geregeltes Essen, jedoch ohne Getränke! Kalte Getränke sollten überhaupt nicht getrunken werden. Beim Essen ist besonders darauf zu achten, langsam und ohne Hast zu essen und sorgfältig zu kauen.
Nach dem Abklingen der Reizung ist Abhärtung durch Abreibungen mit kaltem Wasser geboten.
Da unter anderem bei Mädchen und Frauen eine eventuelle Entzündung der Eierstöcke oder Eileiter eine Reizung des Wurmfortsatzes verursachen kann, ist allenfalls darauf zu achten, daß diese Entzündungen in erster Linie behandelt und ausgeheilt werden.
Ebenso kann auch Mumps oder eine eitrige Angina eine Blinddarmreizung bewirken. In diesem Falle sind natürlich die Ohrenspeicheldrüse und die Mandeln zu behandeln. Da bei Blinddarmreizung oder Blinddarmentzündung immer latente Gefahr eines Durchbruches in die Bauchhöhle und späterer Bauchfellentzündung besteht, ist immer der Arzt zu konsultieren.

Blutarmut

Von Blutarmut sprechen wir, wenn das Blut zuwenig rote Blutkörper und Blutfarbstoff enthält. Äußerlich sichtbares Zeichen von Blutarmut ist eine auffallende Blässe der Haut, doch dies allein wäre noch kein Beweis, da Blässe der Haut auch andere Ursachen haben kann. Hängt doch die Hautfarbe sehr von der allgemeinen Beschaffenheit der Haut ab, von ihrer Dicke, Pigmentierung usw. Es wird daher immer notwendig sein, bei Verdacht auf Blutarmut eine Blutuntersuchung durchzuführen, um festzustellen, ob tatsächlich eine Verminderung der roten Blutzellen oder des Blutfarbstoffes vorliegt.
Blutarmut kann durch größeren Blutverlust entstehen, etwa bei Verletzungen, doch wird die Blutarmut in solchen Fällen meist

durch vermehrte Neubildung der Blutzellen im Knochenmark bald ausgeglichen.
Auch bei dauerndem Blutverlust durch innere Blutungen kann es zu Blutarmut kommen, und zwar dann, wenn das Knochenmark nicht mehr imstande ist, den ständigen inneren Blutverlust zu ergänzen. In vielen Fällen sind aber Ernährungsstörungen durch entweder falsche oder ungenügende Ernährung die Ursache der Blutarmut. Der Körper bzw. das Knochenmark benötigt zur Blutbildung wichtige Aufbaustoffe wie Eisen, Phosphor, Magnesium u. a. Besonders der Eisenmangel wirkt sich hier sehr negativ aus, es kommt zu einer Eisenmangelanämie.
Über die Problematik unserer heutigen Ernährung habe ich an anderer Stelle bereits ausführlich gesprochen, doch muß ich hier eine besondere Abart der ungesunden Eßgewohnheiten erwähnen. Die Bleichsucht junger Mädchen ist (unter anderem) oft die Folge willentlicher Unterernährung aus total mißverstandener Eitelkeit. Der an sich begreifliche Wunsch, schlank zu sein, zeitigt leider allzu oft bedauernswerte Auswüchse. Es ist mir eigentlich ziemlich unverständlich, warum viele Mädchen nicht glauben und begreifen wollen, daß der männliche Partner, für den sie sich schlankhungern, dies kaum goutiert. Ganz im Gegenteil, wohl jeder Mann liebt runde, weibliche Formen mehr als ein Knochengerüst mit Haut . . .
Im übrigen ist es doch ein ziemlicher Unsinn, sich für den Partner krank zu hungern. Die jungen Männer haben hier weniger Skrupel. Sie essen, was ihnen Spaß macht (was sicherlich nicht immer vernünftig ist), und werden doch auch geliebt . . .
Eine andere Ursache von Blutarmut besonders bei Kindern, ist der Schulstreß. Die Anforderungen, die an unsere Kinder in vielen Schulen gestellt werden, gehen oft weit über ein erträgliches Maß hinaus. In vielen Fällen sind dafür aber kaum die Schulen verantwortlich zu machen, sondern eher die Eltern, deren Ehrgeiz ihre Kinder sehr oft in eine Schule zwingt, der ihre Kinder geistig einfach nicht gewachsen sind. Es ist ein großer Unfug, um ein härteres Wort zu vermeiden, aus Kindern unter allen Umständen Akademiker machen zu wollen, wenn die Intelligenz des Kindes dafür nicht ausreicht. Mit Strenge und ständigen Nachhilfestunden werden diese bedauernswerten Geschöpfe durch die Prüfungen gepeitscht, ohne jewede Rücksicht auf die natürlichen Anlagen, mit denen es durch Vererbung von den Eltern ausge-

stattet ist. Wie viele Kinder werden leichthin der Faulheit beschuldigt, ohne zu bedenken, daß schließlich auch Fleiß eine Veranlagungs- und Begabungssache ist!
Eine wesentliche Voraussetzung für die gesunde und natürliche Entwicklung eines jungen Menschen ist das Gleichgewicht zwischen Körper und Geist. Gerade daran aber mangelt es heutzutage. Entweder kommt es durch die geistige Überforderung zu einer Vernachlässigung der körperlichen Betätigung oder aber die sportliche Beanspruchung des Kindes wird übertrieben, wodurch der junge, noch im Aufbau befindliche, Körper des Kindes schwere Schäden erleiden kann. Die maßlose Überbewertung des Sports und sportlicher Erfolge macht viele zu krankhaftem Ehrgeiz aufgestachelte Kinder und Jugendliche schon im frühesten Alter zu Sportkrüppeln. Beispielhaft dafür sind die berüchtigten „Eislaufmütter", deren extreme Geltungssucht sehr oft schon unheilbare Schäden in den Körpern und Seelen ihrer bedauernswerten Kinder angerichtet hat. Durch staatliche Sportförderungen werden sogenannte Stars gezüchtet, die immer neue, immer unfaßbarere Höchstleistungen erbringen. Wozu? Kein Mensch wagt heute zu behaupten, daß Hochleistungssport gesund sei. Wozu also? Ein Sprichwort der Römer gibt auf diese Frage erschöpfende Auskunft: Panem et Circensem – Brot und Zirkusspiele. Die grenzenlose Überbewertung des Sports ist nichts anderes als Beschäftigungstherapie für die zusehenden Massen und Ablenkungsmanöver für ebendieselben . . .
Wenn die sportlichen „Superstars" für die Mißachtung der Gesundheit ihres Körpers noch mit Geld und gesellschaftlichem Aufstieg honoriert werden, so bleibt das Schicksal der unübersehbaren Zahl derer, die es „nicht geschafft" haben, im anonymen Dunkel. Diese sind es, die den bitteren Preis der „Sporthelden" im gleißenden, kurzlebigen Licht einer fragwürdigen Popularität bezahlen. Der Mensch unserer Zeit, der angeblich immer einem Erfolgserlebnis hinterherjagen muß, sollte dieses Erfolgserlebnis auf einer anderen Ebene suchen. Alle Eltern sollten sich bemühen, die gesündesten und glücklichsten Kinder zu erziehen. Dasselbe gilt für die Verantwortlichen im Staate, die ihren Ehrgeiz darein setzen sollten, ein gesundes, glückliches Volk zu regieren, was auch sicherlich wesentlich leichter wäre, als wenn das „Glück" einer Nation vom Zufall oder der Schußkraft einiger Fußballer abhängt . . .

Die Olympischen Spiele demonstrieren einen erschreckenden Abstieg von Würde und Verstand des Menschen. Die Hellenen – die Erfinder der Spiele (man beachte den Ausdruck „Spiele“, heute sollte es passender „Olympische Kämpfe“ heißen) – wußten, was sie taten, als sie neben einer körperlichen Leistung auch eine dieser adäquate geistige forderten. Mit einer extremen körperlichen Leistung allein konnte niemand Olympiasieger werden. Die Einheit von Körper und Geist war das Ziel der Griechen bei ihrem „Fest der Wagen und Gesänge“. Besonders beim jugendlichen Körper, der ja erst oder noch im Aufbau begriffen ist, muß die ständige Forderung zu körperlichen Höchstleistungen zu oft unreparablen Schäden führen. Ganz besonders gilt dies für junge Mädchen, die vielfach in einer Phase, in der sie im „Frauwerden“ begriffen sind, das heißt, mit und nach Einsetzen der Menstruation, ihrem Körper Belastungen zumuten, die sehr oft zu schweren Entwicklungsstörungen führen.
Die Symptome der Blutarmut sind mannigfaltig. Extreme Müdigkeit, Appetitlosigkeit, Kraftlosigkeit, blasse, schlaffe Haut, Kopfschmerzen, Schwindelgefühl, Rückenschmerzen und ein allgemeines Schweregefühl sind ebenso Anzeichen von Blutarmut wie schlechte Haltung und körperlicher Verfall. Die Therapie richtet sich natürlich wie immer nach der Ursache. Immer jedoch wird man außer den entsprechenden Medikamenten und Tees auch der gezielten Zufuhr von wichtigen Aufbaustoffen mit der Nahrung große Aufmerksamkeit widmen. Besonders wichtig ist auch die richtige Atmung und viel, viel frische, sauerstoffreiche Luft. Bei in der Stadt lebenden Kindern oder auch Erwachsenen sollte man darauf bedacht sein, wenigstens die Wochenenden auf dem Lande in guter, frischer Luft zu verbringen. Richtige Tiefatmung anläßlich von Waldspaziergängen kann Wunder wirken. Gegen Blutarmut gibt es eine ganze Reihe von wirksamen Hausmitteln.

Im Frühling ist besonders frische Brunnenkresse, Bachkresse oder Kapuzinerkresse zu empfehlen. Ebenso frische Brennesselspitzen oder junge Brennesseln als Salat oder Spinat zubereitet. In diesen Pflanzen sind außerordentlich viele Mineralien und Salze angereichert. Sehr wirksam ist die rote Bete (rote Rüben), von der vor allem der Saft getrunken werden sollte. Bei Blutarmut ist auch frische Kuhmilch sehr hilfreich. Sollte dazu keine Möglichkeit vorhanden sein, nimmt man angewärmte (nicht ge-

kochte) Vollmilch mit etwas Honig und einem Eidotter vermengt und trinkt dies täglich als Kräftigungsgetränk. Und zwar mindestens drei bis vier Wochen hindurch.
Ein besonders vorzügliches Mittel finden wir im Lebertran, von dem täglich ein Eßlöffel voll genommen werden sollte. Manchmal weigern sich Kinder, Lebertran einzunehmen. Statt auf Autorität zu pochen, sollte man nicht auf der Einnahme bestehen, sondern sich aus der Apotheke Lebertrankapseln besorgen. Diesen mangelt der manchmal penetrante Geschmack, und die Wirkung bleibt unverändert.
Gegen Blutarmut durch Eisenmangel gibt es ein altes, wirkungsvolles Hausmittel. Man steckt mehrere große Eisenstifte (100er Nägel) durch einen Apfel und läßt diesen liegen. Die Obstsäure zieht nun das Eisen an und am nächsten Tag kann der Apfel gegessen werden. Man darf nur nicht vergessen, vorher die Nägel wieder zu entfernen ...
Eine andere Möglichkeit ist die sogenannte Apfelwein-Milch-Kur. Man nimmt zwei Teile Apfelwein, eineinhalb Teile Vollmilch und einen Teil (natürlich ungechlortes,) Wasser; gut durchmischen, abseihen und täglich drei bis vier kleine Tassen voll leicht angewärmt vor den Mahlzeiten trinken. Ein halber bis drei viertel Liter pro Tag genügen. Durch den großen Gehalt an wichtigen Nährstoffen wie Eiweiß, Fett und Käsestoff ist das Getränk natürlich etwas trübe, doch sollte man sich dadurch nicht abschrekken lassen es zu trinken. Sollte bei dieser Kur Durchfall eintreten, muß man die täglich zu trinkende Menge etwas herabsetzen oder einige Tage mit der Kur aussetzen.
Zusätzlich können im Reformhaus oder in Drogerien und Apotheken noch Blutnährsalze gekauft werden. Ebenso Pflanzensäfte, wobei Brennesselsaft, roter Rübensaft oder Sanddornsaft besonders zu empfehlen sind.
Bio-Strat bietet hier Käseaufbaustoffe an.
An Kräutersäften sind auch noch schwarze Johannisbeeren, Pfirsiche, Aprikosen, Spinat und rohes Sauerkraut sehr zu empfehlen.
Das wohl älteste Mittel gegen Blutarmut (Bleichsucht) ist der Bienenhonig. Durch seinen hohen Traubenzucker- und Eisengehalt ist Honig blutbildend, lösend, reinigend und stärkend. Am wirkungsvollsten ist Honig in aufgelöstem Zustand. Deshalb sollte Bienenhonig immer in Tees usw. verwendet werden, umso

mehr, als bei längerer oder dauernder Einnahme der Magen sonst unnötig belastet wird. Ein ganz besonders hervorragendes Mittel gegen Blutarmut ist rohe Leber. Diese wird mit den entsprechenden Küchenkräutern zubereitet, doch sollte Majoran darunter niemals fehlen. Man streicht die Leber auf ein Brot und ißt ein bis zwei solcher Scheiben pro Tag.
An Tees sind vor allem solche aus Brennessel, Schafgarbe, Tausendguldenkraut und Thymian zu empfehlen. Kalte Abreibungen vor dem Zubettgehen sind zur Anregung der Blutzirkulation sehr wirkungsvoll. Morgens sollte man Taulaufen im Gras (sofern man Gelegenheit dazu hat) und Wassertreten.
Zum Frühstück sollte man Haustee, mit Honig gesüßt, trinken. Das ergibt ein vorzüglich schmeckendes Getränk und ist außerdem dem Allgemeinbefinden sehr zuträglich. Für Erwachsene empfehle ich zu den Hauptmahlzeiten ein Glas guten Rotweines zu trinken, doch ist unbedingt auf Qualität zu achten. Schlechte, verpantschte Weine, die diesen Namen eigentlich gar nicht verdienen, bewirken eher eine Schädigung des Körpers. Ein Glas guten Weines zu den Mahlzeiten ist appetitanregend und kreislauffördernd. Zudem verhindert das tägliche Glas Wein die Verkalkung der Arterien.

Blutdruck

Um alle Teile des Körpers erreichen und versorgen zu können, bedarf das Blut eines gewissen Druckes. Dieser wiederum ist abhängig von den verschiedensten Lebensumständen. Beim jungen Menschen ist der Blutdruck niedriger, um mit zunehmendem Alter kontinuierlich von Jahr zu Jahr anzusteigen. Auch beim liegenden Menschen ist er niedriger als beim stehenden oder gehenden. Während des Schlafes sinkt der Blutdruck auch, um tagsüber langsam anzusteigen und etwa am Spätnachmittag oder am Abend seinen höchsten Stand zu erreichen. Die Ursachen der Druckunterschiede sind zu zahlreich und auch individuell zu verschieden, als daß ich sie hier alle aufzählen könnte. Spielt doch sogar eine so unberechenbare Komponente wie das Wetter eine nicht zu unterschätzende Rolle beim Steigen und Sinken des Blutdruckes. Ganz besonders abhängig ist der Blutdruck jedoch vom jeweiligen seelischen Zustand eines Menschen. Auch ist

nicht immer ein höherer oder niedriger Blutdruck von entsprechenden Beschwerden begleitet. Dies gilt insbesonders für den niederen Blutdruck, der nicht selten mit einer größeren Leistungsfähigkeit verbunden ist. Sind doch gerade bei Hochleistungssportlern immer wieder solche mit sehr niederem Blutdruck festzustellen. Interessant ist, daß alle Naturvölker einen extrem niederen Blutdruck haben. Wenn jedoch bei niederem Blutdruck Beschwerden auftreten, so sind dies vor allem Kreislaufstörungen und allgemeine Erschöpfungszustände. Aber auch nach entzündlichen Krankheiten, Infektionskrankheiten, Drüsenerkrankungen, Blutkrankheiten, Gemütsleiden und bei Bewegungsarmut ist Niederdruck möglich. Hier ist das trockene Bürsten des Körpers am Morgen sehr wirksam; ebenso kalte Waschungen des Körpers, morgendliches Graslaufen und Wassertreten wie auch kalte Unterarmbäder am Morgen und ganz kurze kalte Fußbäder am Abend. Aber auch Wechselfußbäder, das heißt, warme und kalte Fußbäder sind von großer Wirksamkeit. Oftmals wird auch Bohnenkaffee empfohlen, doch sollte man sich nicht allzusehr daran gewöhnen, weil sonst auch die Wirksamkeit des Bohnenkaffees nachläßt.
Brunnenkresse, Weißdornsaft und Sanddornsaft unterstützen die Leistungen von Herz- und Gefäßmuskulatur; desgleichen Lebertran. Auch Tees sind zu empfehlen, und zwar aus Weißdorn, Hirtentäschl, Rosmarin, Baldrian und Wermut. Wichtig sind natürlich tägliche gymnastische Übungen, tägliche Waldspaziergänge, wie überhaupt viel Bewegung in frischer Luft. Auch ein Glas Rotwein zum Essen ist anzuraten.
Hoher Blutdruck darf mit gutem Recht als eine Zivilisationskrankheit bezeichnet werden. Dabei ist es sicherlich bemerkenswert, daß Kopfarbeiter häufiger an hohem Blutdruck leiden als manuell Tätige. Sitzende Arbeitsweise, zu wenig körperliche Bewegung, Überarbeitung, Reizbarkeit, Nervosität, üppiges Essen, übermäßiger Alkoholgenuß oder auch Schlaganfälle können zu hohem Blutdruck führen.
An organischen Ursachen von hohem Blutdruck sind in erster Linie Nierenerkrankungen zu nennen. Damit steht in diesen Fällen eine Nierenbehandlung bei gleichzeitiger Blutdruckbehandlung im Vordergrund. Absolutes Erfordernis ist eine genauestens einzuhaltende Nierendiät, also eine fleisch- und fettarme Kost, wobei immer wieder Rohkosttage und reine Safttage einzuschalten

sind. Von Alkohol und Nikotin ist strengstens abzuraten. Außerdem ist eine gewissenhafte Überprüfung der Lebensgewohnheiten dringend notwendig. Bei sitzender Tätigkeit sind tägliche ausgedehnte Spaziergänge und Gymnastik unbedingt erforderlich, soll die Behandlung Erfolg haben und eine Besserung oder gar Heilung herbeigeführt werden. Wichtig sind abends ableitende Fußbäder von jeweils 10 Minuten Dauer, wobei dem warmen Wasser zwei Eßlöffel Salz und zwei Eßlöffel Essig beigegeben werden sollen. Bei diesen Fußbädern sollte das Wasser bis zu den Waden reichen. Am Morgen sind ansteigende Unterarmbäder von Nutzen, doch sollte das Wasser nicht zu heiß verwendet werden.

Auflagen von rohen Zwiebelscheiben auf die Nierengegend für mindestens zwei Stunden am Abend, besser jedoch die ganze Nacht, sind als ableitendes Mittel äußerst wirkungsvoll. Auch auf kontinuierlichen Stuhlgang muß sehr geachtet werden. Morgens und abends sind Atemübungen am offenen Fenster zweckmäßig. Beginnen wird man eventuell mit jeweils fünf tiefen Atemzügen, also tief ein- und dann ganz ausatmen; nach einigen Tagen entsprechend steigern. Bohnenkaffee ist bei hohem Blutdruck absolut zu meiden! Als blutdrucksenkende Tees empfehlen sich besonders Weißdorn, Arnika, Birkenblätter, Fenchel und Mistel, Knoblauch und Bärlauch.

Ein gutes Hausmittel gegen zu hohen Blutdruck wird folgendermaßen zubereitet: Der Saft von neun Zehen Knoblauch wird mit dem Saft von vier Zitronen in einem Liter abgekochten, jedoch bereits wieder erkalteten Wassers angesetzt und täglich einmal durchgeschüttelt. Nach acht Tagen soll dann morgens und abends je ein Stamperl davon getrunken werden. Diese Kur kann längere Zeit hindurch fortgesetzt werden.

Wegen seiner blutdruckregulierenden Wirkung sollten täglich drei bis vier Zehen Knoblauch roh gegessen werden und auch bei Salaten und Fleischgerichten reichliche Verwendung finden. Wer den Geschmack oder den intensiven Knoblauchgeruch vermeiden möchte, kann sich auch Knoblauchperlen in der Apotheke besorgen und täglich 1 bis 2 davon schlucken. Noch wirkungsvoller sind Knoblauchperlen mit Weißdorn gemischt, die auch in Apotheken erhältlich sind.

Blutdrucksenkend wirkt das Essen von rohem Sauerkraut oder auch Bärlauchschnaps. Dazu werden Bärlauchblätter geschnitten und 8 Tage lang in Weingeist angesetzt. Man nimmt davon morgens vor dem Frühstück einen Tee- oder Eßlöffel voll.

Bluterbrechen

Bei Bluterbrechen ist immer sofort der Arzt zu rufen! Bis zum Eintreffen des Arztes ist unbedingt auf Bettruhe zu achten. Auf die Magengegend Eisbeutel auflegen oder zumindest kalte Umschläge machen. Weiters einen Teelöffel frisch ausgepreßten Zitronensaft mit einem Eßlöffel Wasser verdünnen und kalt trinken. Dies sollte jede Stunde einmal wiederholt werden.
Zu empfehlen ist auch das schluckweise Trinken von Berberitzen-, Blutwurzel-, Arnika-, Sanikel- oder Meisterwurzentee.
Sonst dürfen keinerlei Getränke oder Nahrungsmittel zu sich genommen werden.

Bluterguß

Blutergüsse entstehen durch Anstoßen, Verrenkungen, Verletzungen, Muskelzerrungen, Muskelriß usw. Die Behandlung erfolgt durch Hochlagern und Umschläge mit Arnikaschnaps oder Arnikatee. Wenn dies nicht vorhanden oder zu beschaffen ist, z. B. unterwegs, beim Skisport usw., sofort Umschläge mit dem eigenen Urin machen, und zwar so oft als möglich. Für Umschläge geeignet sind auch Leinsamenbrei, Topfenauflagen, Eichenrindenaufsud, gestoßene Huflattichblätter oder Kohlblätter. Einreibungen mit Ringelblumensalbe oder mit ätherischen Ölen wie z. B. Latschenkieferöl oder Kampferöl.
Während der Nacht schafft Albrechts Fossiliensalbe oder -öl etwas Erleichterung.
Innerlich nehme man Arnikatinktur oder Arnikaschnaps, alle zwei Stunden 5 bis 10 Tropfen auf ein Stück Zucker oder mit etwas Wasser.

Blutreinigung

Die Blutreinigung ist ein äußerst wichtiger Faktor, sowohl beim gesunden Menschen (damit er's bleibt!) als auch beim Kranken. Die bekannten Frühlingskuren sind in der Regel nichts anderes als Blutreinigungstherapien. Notwendig ist die Blutreinigung besonders bei dickem Blut, schlechtem Blutkreislauf, Bluthochdruck, Blutstauungen, Venenstauungen, Thrombosen, Lebererkrankungen, Abszessen, Furunkulose, Ausschlägen, Hauterkrankungen, nach verschiedenen Operationen, nach Hepatitis (Gelbsucht), bei Hämorrhoiden u. v. a.

Wie bereits an anderer Stelle erwähnt, spielen Fastenriten bei den meisten Religionen eine bedeutende Rolle. Und fast immer liegen die religionsbedingten Fastenzeiten in der Zeit des Aufbruchs der Natur aus der Winterruhe, also im Frühling. Dies kommt sicher nicht von ungefähr. Religionsgründer und auch Priester waren früher ja meistens auch die Ärzte und Medizinmänner ihrer Glaubensgenossen. Sie waren für das Gedeihen von Leib und Seele zuständig und verantwortlich. Diese sicherlich ideale Verbindung, die heute leider kaum mehr zu finden ist (Pfarrer Künzle und Pfarrer Kneipp waren Priesterärzte dieser Art), war der Grund für die zahlreichen, auf die Gesunderhaltung auch des Körpers ausgerichteten Gesetze innerhalb der Religionsdogmen. So weiß man heute, daß es kaum eine bessere Diät gibt als das allerdings oft mühsam zuzubereitende „koschere" Essen der Juden. Hier sind schon die Ansätze der Heyschen Trennkost zu finden (z. B. dürfen Milch und Milchprodukte niemals bei einer Mahlzeit verwendet werden, die auch Fleisch enthält. Wenn auch die Bibel als Grund dafür angibt, daß „das Kitzlein nicht in der Milch seiner Mutter gekocht werden soll", so liegt er wohl in Wirklichkeit in der Unverträglichkeit dieser beiden Speisen).
Auch das Verbot des Schweinefleischgenusses u. a. sind auf die Gesundheitsfürsorge der biblischen Juden für ihr Volk zurückzuführen. Das gleiche gilt für die Mohammedaner. Der Islam schreibt seinen Gläubigen sogar tägliche Waschungen vor, sicherlich kein Fehler in diesen heißen Zonen. Und auch hier spielt der Fastenmonat eine zentrale Rolle im Jahresablauf. Warum soll nun aber eine Fastenkur gerade im Frühling besonders wirksam

und notwendig sein? Dies ist ganz einfach zu erklären: In den warmen Jahreszeiten stehen den Menschen immer genügend Frischgemüse der verschiedensten Gattungen zur Verfügung. Auch trinkt der Mensch im Sommer durchschnittlich zwei- bis dreimal soviel als im Winter. Dadurch wird die natürliche Blutreinigung über die Niere im Winter auch entsprechend reduziert, weil dem Körper in der kalten Jahreszeit zu wenig Flüssigkeit zugeführt wird. Es dürfte einleuchtend sein, daß bei halbierter Flüssigkeitszufuhr auch die Ausscheidungskapazität der Niere halbiert wird. Dadurch sammeln sich die nicht ausgeschwemmten Schadstoffe im Körper während des Winters an. Zusätzlich wird der Organismus auch noch durch die schwerere „Winterkost" belastet, die weniger Gemüse und Obst und dafür umso mehr Fleisch, Speck, Fett, Mehlspeisen und dgl. beinhaltet. Dazu kommt auch noch eine gesteigerte Bewegungsarmut während der kalten Jahreszeit, weil das Wetter besonders unserer Breitengrade oft nicht sehr zu einem Spaziergang verleitet. Dadurch kommt es wiederum zur Ansammlung des unbeliebten „Winterspecks". Um diese überschüssige Ansammlung von Fett und Eiweißstoffen im Körper wieder abzubauen, wurde die Fastenzeit dort eingesetzt, wo sie am notwendigsten ist und daher die größte Wirkung zeitigt – im Frühling.

Durch die bei uns weit verbreitete Unsitte der Überernährung und der damit verbundenen Korpulenz, die der menschlichen Eitelkeit ein Dorn im Auge ist, sind Fasten- oder Schlankheitskuren recht modern geworden, sie sind „in". Leider sind diese Kuren, die vom Patienten oft große Selbstbeherrschung und Überwindung fordern, sehr oft völlig sinnlos. Sie sind es dann, wenn sie nur die Zufuhr von Nahrungsmitteln drosseln, aber nicht gleichzeitig auch die Entschlackung, Entwässerung und Entsäuerung des Stoffwechsels und des Blutes beachten. Eine sinnvolle Fasten- und Entschlackungskur wird mit einer Diät beginnen.

Das heißt: keine Fleischspeisen, keine Mehlspeisen, keine Backwaren, keine Süßigkeiten, keine Teigwaren. Bleibt im wesentlichen also: Rohkost, Frischgemüse, Obst und Obstsäfte, Gemüsesäfte. Eine ganz hervorragende Saftmischung bekommt man durch das Pressen von 300 Gramm roter Rüben, 100 Gramm gelber Rüben, 100 Gramm Schwarzwurzeln, 200 Gramm Sellerie und einer Kartoffel (roh).

Ein wichtiger Teil der Blutreinigung ist die Ausschwemmung von Schlacken und belastenden Schadstoffen im Blut. Dazu bedarf es der Kräutertees. Zum Frühstück und Abendessen soll auf alle Fälle Haustee und während der übrigen Zeit Blutreinigungstee getrunken werden. Doch Vorsicht! Blutreinigungstee darf immer nur bei abnehmendem Monde getrunken werden. Blutreinigungstee, der bei zunehmendem Monde getrunken wird, bleibt nicht nur ohne die gewünschte Wirkung, sondern kann oft höchst unangenehme Überraschungen bereiten. Ich darf vielleicht ein Beispiel anführen:

Wenn jemand an Hauterkrankungen leidet, sei es Akne, Nesselausschlägen oder was immer, und er trinkt bei zunehmendem Mond Blutreinigungstee, so kann er gewiß sein, daß die Hautunreinheiten nicht nur nicht verschwinden, sondern im Gegenteil: sie vermehren sich schlagartig. Dadurch passiert es immer wieder, daß an sich ausgezeichnete Blutreinigungstees in Mißkredit geraten, nur weil die Mondphasen keine Beachtung fanden. Wenn jemand selbst einen Blutreinigungstee mischen und zubereiten will, muß immer darauf geachtet werden, möglichst frische Kräuter und Ingredienzien zu verwenden, weil Heilkräuter nach etwa sechs bis acht Monaten schon viel von ihrer Wirksamkeit verloren haben. Die Zusammensetzung kann folgendermaßen aussehen: Löwenzahn, Sauerampfer, Brombeerblätter, Schafgarbe, Stiefmütterchen, Holunderblätter und Faulbaumrinde. Wichtig sind bei der „Frühlingskur" die sogenannten Feldsalate wie z.B. Löwenzahn, Sauerampfer, Brunnenkresse, Kapuzinerkresse, Bachkresse, Brennessel. Die Tees können mit Honig etwas gesüßt werden, weil der Honig dem Körper unter anderem auch Phosphor, Eisen und Lecithin zuführt.

Zu empfehlen sind auch Magermilchprodukte, wie gestockte Milch, Sauermilch, Buttermilch, Joghurt und Topfen. Auch Sauerkraut, Rübenkraut und Gewürzgurken sollten in keiner Frühlingskur fehlen.

Neben der inneren Reinigung darf selbstverständlich die äußere nicht nur nicht vernachlässigt werden, sondern es muß dieser ein ganz besonderes Augenmerk gewidmet werden. Ob man nun Kneippen, Vollbäder oder Saunen oder was immer bevorzugt, wichtig ist vor allem, daß man jeden Tag etwas für seine Haut tut! Wichtig ist das regelmäßige Bürsten der Haut, wobei Naß- und Trockenbürsten einander abwechseln sollen. Anschließende Ein-

reibungen mit Franzbranntwein, Arnikaschnaps oder ähnlichem regen die Durchblutung der Haut und die Hautatmung an. Morgens und abends sollte regelmäßig Atem- als auch Körpergymnastik betrieben werden. Im Frühling kann auch wieder mit kurzen Sonnenbädern begonnen werden, doch sollte dabei mit Vernunft vorgegangen werden, um Kreislaufstörungen, Blutstauungen, Ohnmachten, Sonnenstiche, Gehirnhautentzündung und Verbrennungen der Haut zu vermeiden (den Rohköstlern ist dieses Problem weitgehend unbekannt).
Freilich erfordert es nicht nur eine Menge starken Willens, eine Frühlingsfastenkur konsequent durchzuführen, sondern auch einen etwas vermehrten Zeitaufwand. Zuhause, in der gewohnten Umgebung, in der man nur zu leicht an der gewohnten falschen Lebens- und Ernährungsweise „hängenbleibt", wird man leicht rückfällig. Wer es möglich machen kann, sollte daher besser die Fastenzeit mit einem Ortswechsel verbinden. Die beste Möglichkeit ist natürlich, drei bis vier Wochen in einem entsprechenden Bad oder Kurort zu verbringen und die Kur unter ärztlicher Aufsicht durchzuführen. Unter den vielen Möglichkeiten, die sich anbieten, ist mit Sicherheit das Gaschurner Diät- und Kneippsanatorium von Dr. Felbermayer eine der besten.
Selbstverständlich sollte man nach einer Fasten- und Entschlakkungskur nicht sofort wieder mit beiden Beinen in den vollen Fettnapf springen und die ungesunde Ernährungsweise wieder aufnehmen, sondern man sollte sich nur allmählich wieder auf normale Kost umstellen und dies mit Verstand tun.
Während der Fastenkur sind Bohnenkaffee, Schwarztee, Alkohol, Nikotin und Süßigkeiten nicht erlaubt. Es wäre daher nur klug, so manches „Laster" nachher nicht gleich wieder aufzunehmen.

Brüche (Hernien)

Unter einem Bruch versteht man einen Riß (Bruch) im Bauchfell, durch den in der Folge eine Darmschlinge austreten kann. Füllt sich diese Darmschlinge mit Darminhalt, kommt es zu Blähungen, die die Darmschlinge anschwellen lassen. Dadurch kann diese nicht mehr durch das Bauchfell zurückgedrückt werden, und es kommt zu einem sogenannten eingeklemmten Bruch. Man

unterscheidet je nach Lage des Bruches zwischen Leistenbrüchen, Nabelbrüchen und Schenkelbrüchen. Die einfachste und wirksamste Methode zur Behebung eines Bruches ist die operative Schließung des gerissenen Gewebes.
Kann aus besonderen Gründen die Operation nicht sofort durchgeführt werden (z. B. bei bestehenden Eiterherden durch gleichzeitige andere Erkrankungen), sollte während der Zeit bis zur Operation besonders auf regelmäßigen Stuhlgang geachtet werden. Eventuell helfen auch Klistiere mit lauwarmem Seifenwasser oder Leinöl oder auch mit Johanniskrautöl.
Bei der Ernährung ist darauf zu achten, daß keine langfaserigen Gemüse gegessen werden. Dies sind vor allem Spinat, Rhabarber, Spargel, Kohl, Erbsen und Hülsenfrüchte wegen der damit oft verbundenen Blähungen. Besondere Vorsicht gilt beim Verzehr von Kernobst, und zwar wegen des eventuellen Verschlukkens der Kerne. An Kräutertees sind zu empfehlen: Fenchel, Anserine, Kamille, Knabenkraut, Pfefferminze und Schlehdornblätter. Günstig wirken sich Einreibungen mit Johanniskrautöl, Kräuteröl oder Murmeltierfett aus.
Das Tragen von Bruchbändern ist nur dann sinnvoll, wenn eine Operation nicht möglich ist (z. B. bei vorhandenen Eiterherden im Körper, schwachem Bauchnetz usw.).
Wichtig ist, daß das Bruchband gut sitzt. Dazu ist es notwendig, das Bruchband in liegender Stellung anzulegen, wobei die Beine angezogen werden müssen, um die Bauchdecke zu entspannen.
Selbst zubereiten kann man sich eine Herniensalbe aus Sanikelwurzen, Arnika, Beinwel, Baumpech. Diese Zutaten werden im warmen Wasserbad mit ungesalzenem Schweineschmalz verrührt, nach dem Erkalten abgefüllt und täglich zweimal damit die betreffende Stelle eingerieben.

Brüste

Bei allen Veränderungen der weiblichen Brüste, seien es Entzündungen, Schwellungen, Knoten usw., ist unverzüglich der Facharzt aufzusuchen, kann es sich doch immer um Krebs handeln. Frühzeitig erkannt, sind die Heilungsaussichten heute schon sehr groß. Hausmittel, die hier aufgezeigt werden, sollen deshalb nie

den Facharzt ersetzen, sondern zusätzlich natürliche Heilmethoden aufzeigen.
Neben Auflagen von Kamillen- oder Topfensäckchen ist vor allem Lehm in hervorragender Weise geeignet, Entzündungen und Eiterungen zum Abklingen zu bringen. Man sollte sich dabei nicht scheuen, den Lehm auch auf offene Wunden aufzulegen. Es wird zwar einige Schmerzen verursachen, doch in vielen Fällen sorgt die reinigende Wirkung des Lehms für rasche Heilungserfolge. Der Lehm wird mit Wasser zu einem streichbaren Brei angerührt und auf ein reines Tuch aufgetragen, das dann direkt auf die Haut aufgelegt wird und täglich zweimal zu erneuern ist. Diese Behandlung muß jedoch immer in Übereinstimmung mit dem Arzt geschehen, der allein feststellen und entscheiden kann, wann diese Lehmbehandlung zweckmäßig ist.
Wirksame und heilende Auflagen können auch mit Leinsamenbrei oder Foenum Graecum und eventuell auch noch mit Honig gemacht werden.
Meiden sollte man Bohnenkaffee, Alkohol, Nikotin, scharfe Gewürze und möglichst auch Fleisch.
Frauen sollten sich vor Erkältungen hüten und besonders das „Pritscheln“ in kaltem Wasser vermeiden.
An Tees empfehlen sich Ringelblumen-, Zinnkraut-, Walwurzel, Sanikelwurzel-, Stiefmütterchen- und Ehrenpreistee.
Wunde Brustwarzen werden am besten mit einer Lösung aus Basilienkrautsamen behandelt. Dazu wird der Samen vom Basilienkraut in Milch aufgelöst und dann auf die Brustwarzen aufgelegt.

Daumengeschwüre

Diese kommen meist in ländlichen Gegenden vor und werden durch Infektionen hervorgerufen. Man darf derartige Geschwüre nicht unbeachtet lassen, weil es sonst leicht zu einer Blutvergiftung kommen kann, die auf den ganzen Körpver übergreifen kann. Man sollte deshalb sofort ein heißes Bad bereiten, und zwar entweder mit Heublumen oder auch mit Schieferöl oder Fossilienöl. Anschließend an das Bad muß dann ein Eidotter mit etwas Salz vermischt auf das Geschwür aufgelegt werden, damit die Eiterung rasch zum Abfließen gebracht wird.

Zweckmäßig sind auch Umschläge mit Lehm, die täglich drei- bis viermal erneuert werden. Nach wenigen Tagen wird sich dann großer Juckreiz einstellen, ein Zeichen für den einsetzenden Heilungsprozeß. Ähnliche Wirkung zeigt auch heißer Bockshornkleebrei.
Klingt die Entzündung etwas ab, sollte Fossiliensalbe, Zugsalbe, Pechsalbe oder Lärchenpech aufgetragen werden, um den Heilungsprozeß zu beschleunigen.
Zusätzlich sind auch Tees angebracht, wobei in diesem Falle Ringelblume, Stiefmütterchen, Sanikelwurzel, Eberwurz, Walnußblätter, Brennessel, Mistel oder Pappelblätter Verwendung finden.

Drüsen

Es würde zu weit führen, wollte man hier alle Drüsen und Drüsenfunktionen aufzählen. Ich will deshalb nur die wesentlichen Drüsenformen erwähnen.
Die Lymphdrüsen sind über den ganzen Körper verteilt und finden sich im Genick, am Hals, in der Achselhöhle, in der Brust- und Bauchhöhle und in der Schenkelbeuge in vermehrter Anzahl. Sie sind unter anderem für die Ernährung des Körpers und die Nervbildung zuständig. Im Normalzustand sind die Drüsen kaum tastbar. Bei Entzündungen jedoch schwellen die Drüsen merklich an und in weiterer Folge kommt es zu einer Rötung der Haut und zu Schmerzen. Die Ursachen von Drüsenerkrankungen sind meistens Erkältung, Ansteckung und Infektionen. Chronische Drüsenstörungen haben meist Ernährungsfehler und Störungen oder auch Skrofulose zur Ursache. Da jedoch auch Gicht als auslösender Faktor in Frage kommen kann, ist gegebenenfalls eine Gichtbehandlung vorrangig.
Zur Behandlung von Drüsenschwellungen gibt es eine Reihe von Tees, die sehr gute Ergebnisse zeitigen. Es sind dies: Löwenzahn, Walnußblätter, Salbei und Eichenrinde, Arnika, Ehrenpreis und Ringelblume. Wirkungsvoll sind auch Auflagen von Walnußblättern, Eichenrindenabsud, Sauerteig, Lehm, Topfen, Salben von Stein- und Fossilienöl, auch Ringelblumensalbe, Beinwellsalbe, Pflastersalbe. Ausgezeichnet ist ein Umschlag folgender Zusammensetzung: Schnee von zwei Eiern, ein Kaffeelöffel Kampfer-

pulver, ein Eßlöffel Roggenmehl und eine Messerspitze Rotmennig (Minium). Diese Ingredienzien gut verrühren und als Salbengrundlage zwei Eßlöffel ungesalzenes Schweineschmalz dazugeben. Dieser Umschlag darf nur bei Schwellungen und Rötungen verwendet werden; niemals jedoch bei offenen Stellen und Eiterungen!
Diät: Pfeffer, Paprika, Senf, scharfgewürzte Speisen und Fleisch sind zu vermeiden, desgleichen Alkohol, Nässe, Kälte, Zugluft und Windeinflüsse sind unbedingt zu vermeiden.
Wichtig bei Drüsenerkrankungen sind Ruhe, Sonne und Liegekuren. Lindernd sind abendliche Fußbäder in einem Absud aus Eichenrinde, Magenkraut, Ulme, Walnußblätter und Johanniskraut. Diese Fußbäder sollen warm sein und etwa 10 bis 15 Minuten dauern, anschließend zu Bett gehen.
Selbstverständlich sind Drüsenerkrankungen Sache des Arztes. Die vorgeschlagene Hausmittelbehandlung ist daher dem Laien nur begrenzt anzuraten, sie soll dem Praktiker als Hinweis dienen.
Außer den lymphatischen Drüsen wollen wir noch kurz die Hautdrüsen besprechen. Es sind dies die Talg-, Schweiß- und Duftdrüsen. Diese bilden sozusagen den kleinen Stoffwechsel- und Reinigungsapparat der Haut und sind unter anderem auch als Sicherheitsventil für die Niere zu betrachten. Bei gestörten Nierenfunktionen übernehmen diese Drüsen einen Teil des Stoffwechsels, um den Körper vor Vergiftung und Übersäuerung zu bewahren. Bei Fußschweiß kann z. B. mit großer Wahrscheinlichkeit auf eine Nierenfunktionsstörung als Ursache geschlossen werden. Das Schlimme daran ist, daß man keinerlei Schmerzen in der Niere hat und deshalb die Erkrankung oft nicht rechtzeitig genug erkennt.
Auch eine gesteigerte Talgbildung der Haut, insbesondere der Kopfhaut und der Haarbälge, weist auf einen gestörten Eiweiß- und Säurehaushalt hin, was wiederum auf eine Nierenfunktionsstörung schließen läßt. Es ist daher nur natürlich, daß bei dieser Behandlung nicht die Drüsen sondern die Niere im Vordergrund zu stehen hat.
Besonders zu erwähnen ist hier noch der Mumps, vielfach auch Ziegenpeter genannt. Diese Erkrankung, die mit Vorliebe, jedoch nicht ausschließlich, Jugendliche befällt, kann durch Nichtbeachtung oder mangelhafte Behandlung sehr schwerwiegende

Folgen nach sich ziehen. Hier können besonders Nieren, Hoden, Eierstöcke und Zeugungsfähigkeit schwer beeinträchtigt werden. Weitere Auswirkungen von Drüsenstörungen sind Schwerhörigkeit, dumpfer Kopfschmerz, Hodenschmerzen, Gelenksschmerzen und Hautausschläge. Oft ist auch die jugendliche Akne auf eine Drüsenfunktionsstörung zurückzuführen. So sind die meisten Aknebehandlungen nicht wirksam, ehe nicht Drüsenstörungen, hier besonders solche der Ohrspeicheldrüse, behoben worden sind. Bei Mädchen und jungen Frauen sind übergangene oder schlecht ausgeheilte Eierstockerkrankungen oft Ursache von Akne und Drüsenerkrankungen.

Durchfall

Auch als Darmkatarrh bekannt, ist Durchfall meistens eine Folge von Erkältungen, Grippe, Gemütsbewegungen (hier besonders häufig als Folge von seelischen Angstzuständen oder Aufregungen vor oder nach Prüfungen, Gerichtsverhandlungen und dgl.), Magenverstimmungen, verdorbenen Speisen, Gallen- und Lebererkrankungen, Wurmerkrankungen und nach Medikamentenmißbrauch. Bei letzteren sind es insbesonders die verschiedensten Antibiotika, die durch Zerstörung der Darmflora oft chronische Darmkatarrhe verursachen. In diesen Fällen ist der Regenerierung und dem Wiederaufbau einer gesunden, voll funktionsfähigen Darmflora allergrößtes Augenmerk zu widmen. Sagte doch schon Sauerbruch, daß „der Tod im Darm sitzt". Bei akutem Darmkatarrh ist vor jeder anderen Behandlung erst der Darm zu reinigen. Ist dies geschehen, sollte man Schlehdornblättertee trinken und nur flüssige oder schleimige Nahrung zu sich nehmen. In erster Linie ist hier die gute alte Brennsuppe zu nennen, die ganz zu Unrecht etwas in Vergessenheit geraten ist. Doch darf hier die Brennsuppe nur mit Wasser und Mehl zubereitet werden, weil Butter die heilende Wirkung stark vermindern würde. Zur Abwechslung sind dann noch Haferschleim, Reis, Kakao, geschlagene Eier, gebähtes Weißbrot oder Zwieback zu empfehlen. Sehr wirkungsvoll sind getrockenete Heidelbeeren, wobei aber darauf geachtet werden muß, daß die Beeren gut gekaut werden müssen, um voll zur Wirkung zu kommen. Eventuell genügt auch ein Heidelbeerkompott. Ein weiteres Mittel ist unge-

süßter Schwarztee mit drei bis vier Körnchen Pfeffer. Weiters ist Vollmilch mit etwas Kümmel verkocht und schluckweise getrunken wirksam. Ebenso Tees aus Wermut, Salbei, Calmus, Bitterklee und Enzianwurzeln sind heilend, wenn alle drei Stunden ein Glas davon getrunken wird.
Weitere laxierend wirkende Mittel sind gekochter Rotwein mit Schwarzbrot oder gekochter Rotwein mit Zimt und Zucker.
Gänzlich zu meiden sind Gemüse, Obst, Fleisch und Eierspeisen sowie alkoholische und kohlensäurehaltige Getränke.
Für alte Menschen empfiehlt es sich, einen rohen Apfel mitsamt der Schale zu reiben und kleinweise zu essen. Verkrampfungslösend und lindernd wirken heiße Leibwickel mit Kamille.
Um den Darm zu reinigen, ist es unbedingt notwendig, am Kurbeginn entweder ein bis zwei Eßlöffel Rizinusöl, Karlsbader Salz oder einen Abführtee zu nehmen. In den ersten beiden Tagen sollte keine Nahrungsaufnahme erfolgen; ab dem dritten Tag dann Bananenmilch, Röstbrot, Zwieback und Brennsuppe. Ab dem sechsten Tag kann dann Topfen mit Rosinen oder Heidelbeeren und Kartoffelpüree in den Speisenzettel aufgenommen werden. Bei länger anhaltendem oder chronischem Durchfall ab der dritten Woche gekochtes und gehacktes Kalb-, Rind- oder Ochsenfleisch. (Letzteres ist allerdings heutzutage kaum mehr zu bekommen, da die Ochsen dem Auto und den Traktoren weichen mußten. Was heute in den Fleischereien als Ochsenfleisch verkauft wird, sind meist junge Stiere.)
Sind die Exkremente mit Blut und Schleim durchsetzt, ist an eine Dickdarmentzündung oder Colitis zu denken. Bei Blut allein an Geschwüre und eventuell auch an Krebs. Hier ist unbedingt der Arzt aufzusuchen.

Entzündungen

Wird der Körper durch äußere Einflüsse wie Erkältungen, Verletzungen oder dem Eindringen von feindlichen Bakterien in den Organismus geschädigt, so reagiert er auf diese Reizzustände mit Rötung, Fieber, Schwellung und Schmerz. Diese Symptome werden durch den stärkeren Blutandrang in den betreffenden Stellen und Lymphbahnen hervorgerufen. Dieser gesteigerte Blut-

andrang ist eine Abwehrmaßnahme des Körpers, der mit der vermehrten Blutzufuhr Abwehrstoffe heranführt, um Eindringlinge zu bekämpfen und zu vernichten.
Die Behandlung, die den Körper in seinem eigenen Abwehrkampf unterstützen soll, erfolgt bei äußeren Ursachen durch ableitende, kalte oder heiße Wickel, je nach Beschaffenheit der Entzündung. Ableitende Umschläge werden mit Tonerde, Lehm, Topfen, Zwiebel, heißen Kartoffeln, Essigumschlägen, Beinwellbrei, Leinsamenbrei, Bockshornklee oder auch mit dem eigenen Urin gemacht. Diese heißen Umschläge sollen alle 10 Minuten erneuert werden, um voll zur Wirkung zu kommen. Bei hitzigen Entzündungen im Sommer verwendet man eher kalte Umschläge, die jedoch ebenfalls alle 10 Minuten zu erneuern sind. Gleichzeitig sind durchblutungsfördernde Maßnahmen zu setzen, wobei Kneippbehandlungen im Vordergrund stehen. Zwischendurch können aber auch erfrischende Abreibungen mit Arnikaschnaps oder -tinktur, mit essigsaurer Tonerde, Essigwasser, Franzbranntwein, Kampferspiritus oder auch mit ätherischen Ölen, wie z. B. Arnikaöl, Johanniskrautöl, Lavendelöl, Mandelöl, Kranewittöl, Eukalyptusöl, Latschenkieferöl, Fichtenöl und Tannenöl, gemacht werden.
Zweckmäßig ist es, wenn vorher die Haut mit Spirituseinreibungen etwas gereizt wird. Nach dem Abklingen dann mit einem der erwähnten Öle nachbehandeln. Anschließend soll die betreffende Körperstelle in ein feuchtes, warmes Tuch gehüllt werden.
Bei inneren Entzündungen wie z. B. Grippeinfektionen, Drüsenerkrankungen, Schleimhautentzündungen oder solchen der Organe empfiehlt es sich, schweißtreibende Tees zu verwenden. An erster Stelle ist hier natürlich der Lindenblütentee zu nennen, doch haben auch Holunderblütentee oder Attichwurzeltee hervorragende schweißtreibende Wirkungen. Eventuell kann zum gewählten Tee noch etwas Isländisches Moos und Johanniskraut dazugegeben werden. Auch die Wegwarte wirkt entzündungshemmend.
Bei Entzündungen der Rachen- und Halsschleimhäute ist das Gurgeln mit Kamillen- oder Salbeitee sehr vorteilhaft. Zusätzlich können in den Gurgeltee auch einige Tropfen Zitronensaft oder Johanniskrautöl beigefügt werden. Zweckmäßig sind weiters Umschläge mit Topfen und Schweinefett oder auch Zwiebeln mit Schweinefett, desgleichen ableitende Fußbäder von 10 Minuten

Dauer. Dem Wasser sollte etwas Salz und Essig beigegeben werden.
Bei rheumatischem Fieber, das sich nicht sosehr durch rasch ansteigende Temperatur, sondern eher durch große Schmerzhaftigkeit der Gelenke oder auch anderer Körperstellen anzeigt, sind in erster Linie schweißtreibende Tees angezeigt. Hier sollte vor allem die Angelikawurzel, die Wegwarte zusammen mit Holunder Verwendung finden.
Äußerlich sollten zusätzlich Umschläge mit Topfen bzw. Zwiebeln, jeweils vermischt mit Schweineschmalz, gemacht werden. Auch hier müssen – sollen die Wirkstoffe voll zur Wirkung gelangen – die Umschläge immer wieder gewechselt werden.
Nervenentzündungen wie z. B. Ischias oder Bronchialnervenentzündung oder auch Gelenksentzündung können durch große Hitze, große Kälte, besonders aber bei Durchnässung oder Unterkühlung des erhitzten Körpers ausgelöst werden. Eine Entzündung des Ischianervs kann natürlich auch andere Ursachen haben. Oft ist auch der Ischianerv bei der Austrittstelle aus der Wirbelsäule eingeklemmt, und es kommt dadurch zu den gefürchteten Ischiasschmerzen.
In vielen Fällen zeigt es sich auch, daß die Ursache einer Ischianerventzündung in einem Eiterherd im Kiefer oder auch in toten Zähnen zu finden ist. In diesen Fällen ist eine Heilung natürlich erst nach Sanierung des Ursachenherdes möglich.
Bei allen Entzündungen ist es eminent wichtig, den Körper von innen her zu reinigen und ihn nicht mit schwer verdaulichen Speisen zu belasten. Dazu gehört auch ein geregelter Stuhlgang, damit der Körper nicht zusätzlich noch vergiftet wird.

Erbrechen

Bei nur einmaligem Erbrechen ist die Ursache meistens unbedeutend. Sollte sich das Erbrechen jedoch öfters wiederholen, muß man nach der Ursache suchen. Naturgemäß wird man damit beim Magen beginnen. Magenüberladungen, zu fettes Essen, schlecht gekaute Speisen, Vergiftungen oder auch zu kalte Getränke können Erbrechen hervorrufen. Aber auch die Galle, unterdrückte Aggressionen, Aufregungen, Ärger, Zorn, Angst u. dgl. können die Ursache dafür sein. Bei Reisen mit dem Auto, dem Flugzeug

und ganz besonders häufig bei Schiffsreisen kommt es durch das ungewohnte Schlingern oder ständige Heben und Senken des Schiffes zu Eruptionen des Mageninhaltes.
Bei Unfällen ist das Erbrechen oft ein Zeichen für eine Gehirnerschütterung.
Was nun immer die Ursache von Erbrechen ist, in allen Fällen sollte man schwere und fette Speisen meiden, nur wenig Nahrung zu sich nehmen, dafür öfters; geeignet sind Magermilch, Buttermilch, Toast, Zwieback, Hafer- oder Reisschleim, Brennsuppen, wenig zartes Fleisch.
An Tees empfehle ich: eine Mischung aus Anis, Benediktenkraut, Eibischwurzeln, Kamille, Pfefferminze und Wermut (lauwarm und schluckweise getrunken) oder eine Mischung aus Baldrian, Hopfen, Holunderblättern, Kamille und Zitronenmelisse; letztere Teemischung soll kalt bis eiskalt in kleinen Schlucken getrunken werden.

Erkältungen

Bei Erkältungen kommt es vor allem anderen darauf an, daß eine gezielte Gegenmaßnahme sofort, ohne Verzögerung, in Angriff genommen wird. Rasche Hilfe ist bei fast allen Erkältungen noch immer die beste und wirkungsvollste Hilfe.
Daher soll, sobald man eine Erkältung verspürt, der Körper unverzüglich zum Schwitzen gebracht werden. Dazu trinkt man einen Erkältungstee und zwar mit Honig gesüßt und möglichst heiß. Gleichzeitig bereitet man ein heißes Fußbad, wobei dem Wasser etwas Salz oder Essig beigegeben werden soll. Nach dem Fußbad von 10 Minuten Dauer gleich ins Bett, möglichst mit einer Wärmeflasche für die Füße und zwei Stunden liegenbleiben. Wenn man dabei ordentlich zugedeckt ist, kommt der Körper ins Schwitzen.
Schweißtreibende Mittel sind Lindenblütentee, Holunderblütentee und notfalls auch Kamillentee mit Honig oder heiße Milch mit Honig.
Kneippt man schon längere Zeit und ist der Körper dadurch schon etwas abgehärtet, sind kalte Waschungen, kurze kalte Sitzbäder und Sitz-Reibe-Bäder sehr wirksam. Anschließend gleich ins Bett. Nach einer Stunde wiederum zwei Minuten lang ein kal-

tes Bad, dann zwei Stunden ins warme Bett. Dies kann einige Male wiederholt werden, doch ist unbedingt darauf zu achten, daß das Bett dabei immer warm gehalten wird!

Man kann sich auch einen Eimer mit kaltem Wasser direkt zum Bett stellen und immer wieder ganz kurze Waschungen vornehmen und den Körper anschließend fest und warm einhüllen. Etwas umständlich, aber dafür äußerst wirkungsvoll, sind Heublumen-Sitzdampfbäder oder Fußbäder, und zwar drei- bis viermal täglich, jeweils 10 Minuten.

Bei Neigung zu öfteren Erkältungen muß der Körper langsam abgehärtet werden. Dazu macht man täglich mehrmals Kaltwaschungen. Morgens auch kalte Unterarmbäder und abends kalte Fußbäder. Und besonders wichtig ist selbstverständlich viel frische Luft. Tägliche Spaziergänge von nicht zu kurzer Dauer wirken hier Wunder. Dies gilt besonders für Menschen, die berufsbedingt sich fast ausschließlich in geschlossenen Räumen aufhalten müssen, denn erfahrungsgemäß sind diese Menschen ganz besonders anfällig für Erkältungen.

Nach sportlicher Betätigung, die doch in den meisten Fällen Schweißausbrüche zur Folge hat, sollte unbedingt darauf geachtet werden, anschließend gleich heiß und abschließend kalt zu duschen und frische, warme Kleidung anzuziehen. Wird dies versäumt, so kann es nicht nur zu Erkältungen kommen, sondern auch zu Nervenentzündungen, Hautentzündungen, Muskelentzündungen, Gehirnhautentzündungen, Gelenksentzündungen, Lungenentzündung, Rippfellentzündungen, Wirbelentzündungen usw.

Angesichts dieser möglichen schwerwiegenden Folgen ist es tatsächlich gänzlich unverständlich, daß Menschen immer wieder aus Bequemlichkeit diese Duschen unterlassen und so leichtsinnigerweise große gesundheitliche Gefahren und Schädigungen in Kauf nehmen.

Die Jugend ist in dieser Hinsicht besonders leichtsinnig, wobei diverse Modetorheiten eine große Rolle spielen. Sommer und Winter tragen viele junge Menschen kurze Pullover unmittelbar auf der Haut, so daß die Nierengegend meist völlig frei bleibt und Wind, Wetter und Zugluft ausgeliefert ist. Dabei ist gerade die Nierengegend äußerst anfällig für Erkältungen. Die Folgen dieses Leichtsinns aus falsch verstandener Eitelkeit sind oft katastrophal und bösartig. Es kann zu schweren Erkrankungen der

Harnwege kommen, zu Nierenbeckenentzündungen, Unterleibserkrankungen, Blasenleiden u. a. m.
Viele Eltern haben leider nicht mehr genügend Einfluß auf ihre heranwachsenden Kinder, um diesen Unfug abzustellen. Auch das zunehmende Tragen von Kleidung aus synthetischem Material kann die verschiedensten Erkrankungen zur Folge haben. Baumwollene Unterwäsche ist nicht nur warm und luftdurchlässig, so daß die Hautatmung gefördert wird, sie nimmt auch den Körperschweiß auf und ist somit hygienischer. Außerdem sind natürliche Fasern wie Wolle, Seide, Leinen und Baumwolle antistatisch, im Gegensatz zu synthetischen Materialien, die sich ständig aufladen und so einen ungesunden Reiz auf den ganzen Körper ausüben.
Ein besonderes Kapitel ist das Tragen von entsprechenden Kopfbedeckungen, worauf heute vielfach überhaupt verzichtet wird. Das ist in Ländern mit warmem Klima durchaus in Ordnung, in unseren, einen großen Teil des Jahres ja doch ziemlich unwirtlichen Gegenden, kann dies böse Folgen nach sich ziehen. Ältere Menschen, die (wie es unbedingt anzuraten ist), bei offenem Fenster schlafen, sollten nachts eine Schlafmütze tragen, um sich vor Erkältungen zu schützen. Das Schlafen bei offenem Fenster, sowohl im Sommer als auch im Winter, ist eine der geeignetsten Vorbeugemaßnahmen gegen Erkältungen. Und nicht nur das. Während des Schlafens atmet der Mensch nicht so tief wie in wachem Zustand und nimmt daher weniger Sauerstoff auf. Daher sollte die eingeatmete Luft möglichst sauerstoffreich sein. Bei geschlossenem Fenster wird die Luft bald verbraucht, und die Folge ist bleierne Müdigkeit beim Erwachen. Dies kommt daher, weil durch stundenlanges Einatmen verbrauchter, also sauerstoffarmer Luft, das Blut zu wenig Sauerstoff enthält.
Auch auf innere Erkältungen muß hingewiesen werden, die besonders durch Speiseeis und eisgekühlte Getränke hervorgerufen werden. Unangenehme Erkrankungen wie z. B. Magen- und Darmkatarrhe, Gastritis, Colitis, Durchfall, Erbrechen u. a. m. sind sehr oft darauf zurückzuführen.
Wenn man auf eine heiße Elektrokochplatte kaltes Wasser gießt, so verdampft dieses zischend, doch die Platte wird bald gesprungen und daher unbrauchbar sein. Im Grunde passiert dasselbe in unserem Körper, wenn wir den erhitzten Körper mit eiskalten Getränken zu kühlen suchen. Dies gelingt viel besser mit

heißen Getränken. Menschen, die in heißen Gegenden wohnen, wissen dies nur zu gut.
Mund-, Rachen-, Magen-, Darm-, Blasen und Nierenschleimhäute sind sehr empfindlich gegen Verkühlungen. Ist es passiert, sollte sofort Kümmeltee, Kamillentee mit Salbei oder eventuell Wermuttee getrunken werden, und zwar stündlich ein Schluck. Auch heiße Kompressen auf dem Bauch oder dem Magen mit Kamillentee oder Essigwasser helfen den Schaden zu beheben.
Vor sogenannten Erwärmungsgetränken wie z. B. Schnaps oder Bohnenkaffee muß jedoch eindringlichst gewarnt werden, weil diese Getränke den Zustand nur verschlimmern.
Wer sein Gesicht, das erhitzt ist, mit kaltem Wasser kühlt, läuft Gefahr, kurz darauf einen unangenehmen, juckenden Ausschlag zu bekommen, der sehr schwer wegzubringen ist und in vielen Fällen immer wieder auftritt. Deshalb darf die schwitzende Haut nie mit kaltem Wasser gewaschen werden, sondern zuerst immer warmes Wasser verwenden und erst hinterher kalt waschen oder duschen. Man springt auch im Schwimmbad nicht gleich nach einem erhitzenden Sonnenbad ins kalte Naß, sondern kühlt den Körper vorher ab.
Erfrierungen sind Erkältungen in gesteigerter Form. Lange Zeit hindurch war es üblich, erfrorene Körperteile sofort mit kaltem Wasser oder auch mit Schnee abzureiben. Neueste Forschungsergebnisse besagen jedoch, daß heißes Wasser eine wesentlich bessere Wirkung zeigt.
Das beste Heilmittel bei Erfrierungen ist jedoch, so merkwürdig das auch klingen mag, der eigene Urin und zwar frisch vom „Faß“. Wer sich dazu überwindet, wird sogleich die positive Wirkung spüren. Sehr wirkungsvoll ist das Auflegen von faulen Äpfeln oder Honig.
Zur Vorbeugung gegen Erkältungen eignet sich bekanntlich sehr gut Vitamin C, das in Zitrusfrüchten reichlich vorhanden ist. Wir haben aber auch Vitamin C in heimischen Gewächsen, und zwar besonders in Preiselbeeren, Holunderbeeren, Brombeeren, Johannisbeeren, in Sanddorn und Hagebutte. Alle diese Beeren können in den verschiedensten Formen genossen werden, sei es als Tee, als Marmelade oder wie immer. Allerdings muß dazu vermerkt werden, daß Beeren und Zitrusfrüchte bei Magenübersäuerung, Nierenerkrankungen, Blasenleiden, Hautausschlägen,

Schuppenflechte und Allergien nicht verwendet werden sollen. Sowohl vorbeugend als auch heilend nach Angina, Rachenkatarrhen und Verkühlungen wirken Mund- und Rachenspülungen mit Beerenwasser, Zitronenwasser oder Kamillen- und Salbeitee, dem noch einige Tropfen Apfelessig beigegeben werden.
Bei Neigung zu Ohrenverkühlungen ist es ratsam, die Ohren mit etwas Watte zu verschließen und sowohl morgens als auch abends hinter den Ohren Einreibungen mit Latschenkieferöl, Eukalyptusöl oder Johanniskrautöl zu machen. Letzteres kann auch ein bis zweimal pro Woche ins Ohr selbst eingeträufelt werden, jedoch nicht, ohne das Öl vorher leicht anzuwärmen. Hinterher sollte das Ohr wieder mit Watte verschlossen werden.
Bei leichter Verkühlbarkeit von Blase, Nieren und Unterleib ist natürlich in erster Linie auf entsprechend warme Fuß- und Körperbekleidung zu achten. Zweckmäßig sind auch warme Fußbäder am Abend oder eventuell Wechselbäder. Zu empfehlen sind auch Abreibungen von Blasen- und Nierengegend mit Zwiebeln, und anschließend sollten warme Auflagen von Kamillen- oder Heublumensäckchen gemacht werden.

Fettsucht

Fettleibigkeit kann durch Drüsenstörungen, Stoffwechselerkrankungen, schlechte Nierenfunktion, Bewegungsarmut, übermäßiges Essen und Trinken u. a. m. verursacht werden. Die Gewichtszunahme bei Frauen nach Schwangerschaften gehört nicht hierher, wenn auch die Ursache dafür nicht immer eine natürliche ist, sondern oft auf Nierenfunktionsstörungen während der Schwangerschaft oder Gallenerkrankungen (häufig nach dem zweiten Kind zu beobachten) beruht.
Es gibt im Handel eine Reihe von Schlankmachern, deren Einnahme jedoch fast immer mit großen Gefahren für die Gesundheit verbunden ist. Man bringt damit wohl manchmal rasch einige Kilogramm unerwünschten Specks weg, doch können gleichzeitig Nieren, Drüsen, Organe, Hormonhaushalt, Kreislauf und Stoffwechsel geschädigt werden. Es ist deshalb besser, die Fettleibigkeit auf natürliche Weise zu bekämpfen und zwar durch entsprechend viel Bewegung in frischer Luft, Kneippkuren, Zurückhaltung beim Essen und Trinken und einer maßvollen Lebens-

weise. Dazu gehört selbstverständlich eine entsprechende Diät, in der z. B. Süßigkeiten, Mehlspeisen, Alkohol usw. streng verboten sind.
Damit der Körper zum Abbau des Übergewichtes veranlaßt wird, genügt es nicht, ihm weniger Nahrung zuzuführen, sondern es müssen auch die Fett- und Schlackenspeicherungen aus dem Körper ausgeschieden werden. Deshalb kommt einer geregelten Verdauung und regelmäßigem Stuhlgang immense Bedeutung zu.
Besonderes Augenmerk sollte auch der Anregung der Nierenfunktionen gewidmet werden (siehe Nieren).
Zu empfehlen ist der reichliche Genuß von Sellerie, sei es als Suppe, Salat oder als Saft.
Eine besonders für Fettleibige geeignete Teemischung wird aus Hauhechelwurzeln, Schlehdornblüten, Schöllkraut, Birkenblättern, Ginster, Zinnkraut und Tausendguldenkraut zubereitet. Fettleibige sind meist sehr müde und neigen daher häufig zu Bequemlichkeit, was aber völlig falsch ist. Gerade diese Menschen sollten viel Bewegung machen, weite Spaziergänge unternehmen, auch wenn es am Anfang schwerfallen mag. Freilich sollte nach einem Spaziergang in frischer Luft, die bekanntlich Hunger macht, nicht gleich wieder „gesündigt“ werden.

Fieber

Fieber ist keine Krankheit, sondern eine Abwehrreaktion des Körpers gegen eingedrungene Krankheitserreger. Durch die erhöhte Körpertemperatur versucht der Körper diese Erreger abzutöten. Fieber ist oft das erste bemerkbare Zeichen einer beginnenden Erkrankung, deshalb sollte Fieber immer als Warnsignal betrachtet werden und die entsprechenden Maßnahmen eingeleitet werden. Dabei soll natürlich nicht das Fieber an sich bekämpft werden – es ist ja nur ein Symptom – sondern die Ursache der erhöhten Temperatur gesucht und behandelt werden. Deshalb sollen fiebersenkende Mittel nur angewendet werden, wenn das Fieber für den Organismus zu hoch ist. Fiebersenkende Mittel sind Fiebertee Nr. 10, Lindenblüten-, Holunderblüten-, Johanniskraut- und Orangenblütentee. Ein altbewährtes Mittel ist die

Hauswurz. In manchen Fällen ist auch Bohnenkaffee geeignet, das Fieber zu senken.
Empfehlenswert sind ableitende Wickel wie z. B. Brustwickel, Bauch-, Bein- oder Armwickel. Bei Kindern werden auch gerne und mit Erfolg Essigpatscherln an den Füßen und lauwarme Wickel an den Waden verwendet. Anschließend gut abtrocknen und mit einem warmen Tuch einhüllen, damit es nicht zu Verkühlungen kommt. Gleichzeitig anzuwenden sind auch Brustwickel mit Topfen. Da dieser Wickel jedoch sehr rasch austrocknet, ist zu empfehlen, diesem etwas ungesalzenes Schweinefett beizumengen.
Bei Fieber darf dem Körper keine schwere Kost zugeführt werden. Am besten sind Obst, Beeren und Fruchtsäfte, wie auch der Saft von roten Rüben. An Suppen sind Fleisch- und Brennsuppen besonders als Krankenkost während des Fiebers geeignet. Selbstverständlich muß auch hier auf geregelten Stuhlgang geachtet und notfalls entsprechend nachgeholfen werden.

Flechten

Eine besonders unangenehme Form von Hauterkrankung sind Flechten. Diese sind oft die Folge von Ernährungsfehlern, Nierenfunktionsstörungen, Vererbung, übermäßiger Hautreizung durch Badezusätze, ungeeigneten Hautcremes und dergleichen mehr. Manche Formen sind aber auch als ausgesprochene Berufserkrankungen zu bezeichnen. Für den Laien ist es praktisch unmöglich, die in vielerlei Formen auftretenden Flechten zu unterscheiden und zu diagnostizieren. Deshalb sollte immer der Arzt aufgesucht werden.
Generell darf jedoch gesagt werden, daß bei Flechten der Hautpflege wie auch der Darmpflege ganz besondere Aufmerksamkeit zukommt. Das geeignete Reinigungsmittel für die Haut ist Thymolseife. Eventuell auch noch Kernseife. Angebracht sind auch öftere Reinigungen mit einem Absud von Weizenkleie oder Tees von Storchenschnabel, Salbei oder einem Gemisch von Kamille, Brennesseln und Ringelblumen. Die innere Reinigung durch regelmäßigen Stuhlgang und Harnentleerung muß sorgfältig beachtet werden. Bei eventuellen Störungen sind diese abzustellen und dem Stuhlgang entsprechend nachzuhelfen.

Bei der Ernährung sind grundsätzlich zu meiden: Tierische Fette, Bratensoßen, fettes Fleisch, Schweinefleisch, Selchfleisch, fette Fische, Zitrusfrüchte, Beeren und Wein.
Bei trockener Haut mit Bildung von tiefen Rissen und Schrunden sind Einreibungen mit Hirschhorntalg heilend. Vor den Einreibungen ist das Baden der entsprechenden Hautstellen in Eichenrindentee zu empfehlen. Desgleichen das Trinken von Stoffwechsel- oder Nierentee. Bei trockener Flechte (Schuppenflechte) sind Einreibungen mit Kräuteröl, Holunderöl, Rizinusöl oder Mandelöl angebracht.

Frostbeulen

Der Vorbeugung gegen Frostbeulen ist in der warmen Jahreszeit Taulaufen, Wassertreten oder auch das Einreiben mit Zitronensaft dienlich. Wenn der Winter beginnt, sollten heiße Fußbäder in einem Absud von Eichenrinden, Bibernellwurzeln, Heublumen oder einer Mischung aus Kalmuswurzeln, Birkenblättern und Eichenrinde gemacht werden. Anschließend an das Fußbad sind Auflagen von Fossiliensalbe, Nervenpechpflastersalbe und Zwiebelscheiben- oder Zwiebelsaft zweckmäßig.
Ein altes Bauernrezept ist das Einreiben mit Petroleum oder Saugalle. Wirksam sind auch noch Perubalsam, Graphitsalbe und Murmeltierfett; auch Latschenkiefersalbe oder -öl lindert die Beschwerden. Ebenso das Auflegen eines faulen Apfels.

Offene Füße

Offene Füße sind meist eine Folge von Venenerweiterung, Krampfaderstauungen, vieler oder schwerer Geburten, ständiges Sitzen, schlechte Blutzirkulation, Leber- und Gallenkrankheiten. Das dünn gewordene Gewebe gibt nach, und es kommt zu einem Aufbrechen der Krampfadern. Unregelmäßige Wundränder, flache oder tiefergehende Geschwüre lassen Schlüsse auf die Ursachen zu. Es ist geboten, größte Vorsicht walten zu lassen, da die Gefahr von Infektionen mit unabsehbaren Folgen immer gegeben ist.
Wichtig ist, die Beine nicht zu lange hängen zu lassen, sondern

tunlichst immer hoch gelagert zu halten. Bei schweren Fällen ist ohnehin Bettruhe unabdingbar, und auch dabei muß das Fußende etwas erhöht sein, um den Blutrücklauf zu erleichtern.
Umschläge mit Schieferölwasser oder Eichenrindenabsud und Auflagen von Kohlblättern sind anzuraten. Bei trockenen Wunden wirken Umschläge mit Kamillen- oder Zinnkrauttee mit einem Zusatz von Weißdorn und Arnika.
Allergische Haut und nesselnde Ausschläge vertragen allerdings keine nasse Behandlung. Sonnenbestrahlungen wirken hier ausgezeichnet (jedoch Vorsicht!). In vielen Fällen sind auch Lehmwickel zu empfehlen, die aber nicht zu trocken und mit ungesalzenem Schweineschmalz versetzt sein sollen. Anschließend mit Arnikatinktur abtupfen und eine Viertelstunde lang einen Festverband mit Arnikatinktur machen. Diese Prozedur ist zwar etwas schmerzhaft, aber der Erfolg entschädigt den Patienten reichlich.
Heilende Salben werden in großer Zahl angeboten, doch die Wirkungen sind unterschiedlich. Zu empfehlen sind vor allem Hamamelissalbe, Ringelblumensalbe und Beinwellsalbe. Sollen Salben, die manchmal ziemlich haftend sind, wieder entfernt werden, so muß dies mit großer Vorsicht geschehen. Man verwendet dazu Kamillen- oder Salbeitee, wobei immer vom Wundrand zum Wundzentrum gereinigt werden muß, um eventuelle bakterielle Eiterherde nicht zu verschleppen. Auf keinen Fall reiben, sondern nur abtupfen. Auch hier ist es notwendig, blutreinigende Tees zu trinken, desgleichen harntreibende. Zu beachten sind auch Stuhlgang und Blutkreislauf.
Neben dem Blutreinigungstee sollte auch ein Venentee Verwendung finden. Sind Leber und Galle mitbeteiligt, sind natürlich auch die dementsprechenden Tees zu trinken.
Die Ernährung muß selbstverständlich in Berücksichtigung der Erkrankung ausgewählt und zubereitet werden. Verboten sind Bohnenkaffee, Wein, Selch- und Schweinefleisch, fette Speisen und scharfe Gewürze. Einmal wöchentlich sollte auch ein Safttag eingeschaltet werden. Sehr zu empfehlen ist auch eine Reiskur, bei welcher man drei Wochen lang nichts anderes ißt als täglich gedünsteten Reis mit etwas Kompott.
Wichtig ist das richtige Anlegen von Verbänden; es muß richtiggehend gelernt werden. Schlechtangelegte Verbände erfüllen ihre Aufgabe nicht und richten vielfach mehr Schaden an als Nut-

zen. Auch das Tragen von Gummistrümpfen ist sehr problematisch und kann nicht immer empfohlen werden.
Schlecht sind auch zu warme und zu weiche Betten und das Tragen von zu engen Schuhen.

Fußschweiß

Fußschweiß kann sowohl die Folge einer organischen Erkrankung sein (Nieren, Herz, Atmungswege, Nerven) oder aber die Folge von falscher Fußbekleidung (Gummischuhe, Nylonstrümpfe) und auch mangelnder oder ungenügender Fußpflege. Wichtig bei der Behandlung sind öfters Wechselfußbäder, mindestens zweimal pro Woche. Sollte sich nach deren regelmäßiger Anwendung nach einigen Wochen keine Besserung zeigen, sind Abreibungen der Füße mit Haferstroh, Weizenkleie oder Zinnkraut zu machen.
Auch auf eine entsprechende Diät muß geachtet werden, weil wohl in den meisten Fällen die Nieren die Hauptschuld an Fußschweiß tragen. Die Schweißdrüsenabsonderung ist ein Teil der Stoffwechselreinigung über die Haut. Ist nun die Schweißabsonderung über das normale Maß hinaus vermehrt, so deutet dies auf eine schlechte oder gestörte Nierenfunktion hin. Was die Nieren an Schadstoffen nicht ausscheiden, versucht der Körper über die Haut loszuwerden. Deshalb ist die Behandlung von Fußschweiß mit der Behandlung der Nieren zu beginnen. Das heißt: Nierenschonkost, Warmhalten der Nieren, Nierentee. Oft genügt es auch, einige Wochen hindurch Zinnkrauttee zu trinken, und der Fußschweiß verschwindet von selbst. Manche Praktiker geben hier auch der Brennessel den Vorzug. Man kann aber auch beide Tees zusammenmischen. Zu empfehlen ist das Tragen offener Holzschuhe und so viel als möglich barfuß laufen. Kaltes Trinken soll man vermeiden.

Gallenerkrankungen

Sehr oft wird eine Erkrankung der Galle durch einen Magenkatarrh angekündigt. Der Patient klagt über Müdigkeit, Aufstoßen, Erbrechen, Druck in der Magen- und Lebergegend, Blähungen,

Verstopfung oder auch Durchfall. Vielfach ist auch eine belegte Zunge zu bemerken. Später kann auch Fieber auftreten; dann wird die Haut trocken und an den Nasenflügeln und den Mundwinkeln sowie im Augapfel tritt eine gelbliche Verfärbung auf. Auch kann es zum Erbrechen von grünem und bitterem Auswurf kommen. Dies kündigt meist Gallenkoliken an. Die gefürchteten Schmerzen in der Leber- und Magengegend rühren meistens von Gallensteinverklemmungen in den Gallenkanälen her.
Gleichzeitig können auch Lebererkrankungen auftreten, die häufig zu Gelbsucht führen. Gelbsucht ist ja an sich keine Krankheit, sondern lediglich die sichtbare Auswirkung von Gallen- und vor allem Lebererkrankungen. Wenn zuviel Gallenfarbstoff produziert wird und die Leberzellen in ihrer Funktion diesen auszuscheiden gestört sind, kommt es zu einer gelben Verfärbung verschiedenster Grade. Es ist zu beobachten, daß Frauen viel häufiger von Gallenleiden heimgesucht werden als Männer, wobei der Beginn der Beschwerden häufig in die Zeit nach der Entbindung des zweiten Kindes fällt. Eine der Ursachen dafür ist die Blutüberfüllung des Unterleibes, wodurch die Pfortadern, die zur Leber führen, diese stauen und ihre Funktion solcherart beeinträchtigen. Dadurch kann der Gallenfluß gestört werden.
Aber auch heftige Gemütsbewegungen können Gallenleiden zur Folge haben. Auch die vielen chemischen Zusätze in unseren Nahrungsmitteln wirken an der ständigen Zunahme von Gallen- und Leberleiden mit.
Schädlich sind auch fette Speisen, Aufregungen, besonders bei vollem Magen oder auch das Hinlegen mit vollem Magen. Nicht unerwähnt bleiben darf ungesunde, einengende Kleidung, die allein schon für eine lange Reihe von schweren Erkrankungen verantwortlich zu machen ist. Die Mode, Hosen um die Mitte ganz eng zu tragen und zusätzlich noch mittels Riemen zuzuschnüren, ist – gelinde gesagt – heller Wahnsinn. Wenn man durch einen Gummischlauch Wasser durchlaufen läßt und dann an einer Stelle den Schlauch zusammendrückt, kommt erstens weniger Flüssigkeit am anderen Ende heraus und zweitens wird sich der Schlauch oberhalb der Druckstelle zuerst ausbeulen und schlußendlich platzen. Es dürfte einleuchtend sein, daß man einen um so viel komplizierteren Körper, wie es der menschliche ist, auch nicht ungestraft einengen und abschnüren darf. Viel vernünftiger und gesünder sind da zum Beispiel die langen, fließen-

den Gewänder der Araber, die den Körper an keiner Stelle drükken oder einengen und ihm so eine optimale Funktionsmöglichkeit bewahren. Anfällig gegen Gallenleiden sind auch Menschen, die über längere Zeit hindurch Nachtarbeit verrichten müssen. Die Behandlung beginnt mit der Umstellung auf Diät. Verboten sind dabei: fette Speisen, Bratensoßen, Mayonnaise, panierte Speisen, Schweinefleisch, Innereien, fette Fische, Nüsse, Vollmilch, Eier, Schokolade und Bohnenkaffee.

Also nur leichte Kost, die gut gekaut und langsam gegessen werden soll. Zum Frühstück Haustee, leichter Kräutertee oder Pfefferminztee. Mittags leichte Mehlspeisen, Teigwaren und Kalbfleisch mit Gemüse. Gekocht werden darf nur mit kaltgeschlagenen Pflanzenölen. Unbedingt zu achten ist auf tägliche Stuhlentleerung. Notfalls mit einem Abführtee nachhelfen. Chemische Abführmittel sollten nicht verwendet werden, da diese weder die Niere noch die Galle verträgt. Auch Glaubersalz oder Karlsbader Salz sind sehr gut geeignet. Zum Ableiten der Gallensteine trinkt man morgens ein Weinglas voll kaltgeschlagenes Olivenöl und anschließend zwei Eßlöffel voll Zitronensaft. Nach einer halben Stunde dreht man sich auf die Seite, damit die Gallensteine besser abgehen können. Heiße Dampfbäder oder heiße Dampfwickel auf die Gallengegend wirken ableitend und wohltuend. An Tees ist eine Mischung aus Löwenzahnwurzeln, Schafgarbe, Wermut, Johanniskraut, Pfefferminze, Ringelblume und Beifuß zu empfehlen. Wirksam ist auch Harlemeröl, und zwar dreimal täglich je 15 Tropfen.

Eine alte Gallenkur wird wie folgt durchgeführt: Am ersten Tag der Kur nimmt man um 9 Uhr vormittags die letzte Mahlzeit zu sich. Um 19 Uhr trinkt man dann Tee aus 40 g Sennesblättern, 20 g getrocknetem und geschnittenem Manna und 10 g zerdrücktem Koriander. Für eine Tasse dieses Tees, der ungezuckert getrunken werden muß, wird gerade soviel Tee verwendet, als zwischen den Spitzen dreier Finger Platz findet. Gegen 20 Uhr kann dann eine leichte Mahlzeit eingenommen werden. Am zweiten Tag um 7 Uhr wieder eine Tasse desselben Tees, um 10 Uhr müssen dann 180 g bestes kaltgepreßtes Olivenöl getrunken werden; dann legt man sich vier Stunden lang auf die rechte Seite und anschließend drei Stunden auf die linke. Während dieser Zeit sollen warme, trockene Umschläge auf die Magengegend gemacht werden. Um 17 Uhr sollen dann 50 g Rizinusöl eingenommen werden. Um 20 Uhr folgt dann ein leichtverdauliches Abendessen und ab dem nächsten Tag kann wieder normal gegessen werden.

Gehirnerschütterung

Die Symptome einer Gehirnerschütterung nach einem Schlag, Stoß oder Fall sind: Zusammenbrechen, Bewußtlosigkeit, Schwindel, Erbrechen.

Bei einer leichten Gehirnerschütterung genügen oft einige Tage Bettruhe, um den Schaden wieder zu beheben. Dennoch ist es ratsam, auf homöopathischer Basis Arnika einzunehmen. Anfangs alle Viertelstunden, bei Besserung alle zwei Stunden, dann zwei- bis dreimal am Tag. Zu empfehlen sind auch reizableitende Umschläge auf Waden und Füße zu machen (heiß) und an den Unterarmen kalte Umschläge. Am Kopf sollten Einreibungen oder Umschläge mit Franzbranntwein oder Arnikaschnaps gemacht werden.

Geachtet werden muß auch hier (wie grundsätzlich immer) auf richtigen Stuhlgang. Alkohol ist strengstens verboten. Für die ersten Wochen soll auf reizarme und leichtverdauliche Kost geachtet werden. Im übrigen muß ein bis zwei Wochen, je nach Schwere der Gehirnerschütterung, das Bett gehütet werden. Wichtig ist Ruhe und viel Schlaf. Lesen und Fernsehen sind unbedingt zu unterlassen.

Auch nach der Genesung sollen längere Zeit hindurch keine schweren Arbeiten verrichtet werden, kein Sport betrieben und auch keine großen geistigen Anstrengungen unternommen werden. Für die nächsten Monate sind auch Sonnenbäder äußerst schädlich.

Gelbsucht

Wie bereits beim Kapitel über die Galle erwähnt, ist die Gelbsucht im eigentlichen keine Krankheit, sondern das Symptom einer Gallen-Leber-Erkrankung. Wenn der Abfluß der Galle behindert ist, sei es durch Verstopfung der Gallenwege, durch Gallensteine oder organische Lebererkrankungen oder Unterleibsgeschwülste, gelangen die Gallenstoffe in den Blutstrom, wodurch der ganze Körper von Gallenfarbstoffen überflutet wird. Deswegen kommt es dann zu der bekannten Gelbfärbung der Haut, die in schwachen Stadien oder Erscheinungsformen manchmal auch nur im Augapfel erkennbar ist. Farbveränderungen von Stuhl und Harn sind weitere Erkennungsmerkmale. Allgemeine Schwächezustände, unangenehme Übelkeit und Ekel vor Fett und Fleisch kennzeichnen oft den Krankheitsbeginn. Auffallend ist auch die niedergedrückte Stimmung der an Gelbsucht Leidenden, zumindest im Anfangsstadium.

Das erste Gebot nach Erkennen der Krankheit ist Bettruhe. Drei Tage lang sollte nichts anderes gegessen werden als gebähtes Weißbrot oder Zwieback mit Kamillentee. Ab dem vierten Tag dann Brennsuppe, passiertes Wurzelgemüse, gedünstete Äpfel, Topfenspeisen, Magermilch und leichte Gewürzsuppen. Als Getränk sollte Lebertee oder Haustee getrunken werden.

Als Heiltee ist auch Berberitzenwurzeltee sehr wirkungsvoll, wenn er mehrmals am Tage schluckweise ziemlich warm getrunken wird. Geeignet ist auch Bitterkleetee, doch sollen pro Liter Wasser nur 30 Gramm Tee verwendet werden. Zum Süßen des Tees darf Honig verwendet werden.

Einen eigenen Lebertee kann man sich aus folgenden Blättern und Kräutern selbst zubereiten: Erdbeerblätter, Pfefferminze, Wermut, Kamille, Johanniskraut und Löwenzahn.

Besonders muß auch auf geregelten Stuhlgang geachtet werden. Zur Regulierung und Anregung desselben sind außer den entsprechenden Abführtees auch noch Karlsbader Salz und Karlsbader Ölbohnen geeignet.

Aufregungen, Ärger und dergleichen sollte man tunlichst vermeiden, dies gilt natürlich in besonderem Maße für die Umgebung des Kranken. Leberkranke bedürfen einer besonders liebevollen Pflege, wobei das Hauptgewicht dieser Pflege nicht in manuellen Verrichtungen besteht, sondern in der seelischen Betreuung, da, wie bereits erwähnt, Leberkranke seelisch leicht angekratzt werden können und dies den Krankheitsverlauf sehr negativ beeinflussen würde.

In den meisten Fällen wird das Krankenlager mindestens sieben bis acht Wochen dauern, manchmal auch wesentlich länger. Aber auch nachher darf der Genesende nicht gleich wieder zu arbeiten beginnen. Unbedingte Schonung ist absolut geboten. Mindestens ein ganzes Jahr lang darf kein Alkohol genossen werden, und

fette Speisen, Bohnenkaffee, Vollmilch und Eier sollte man vom Speisezettel vorderhand streichen; desgleichen frisches Brot. Ableitung über die Haut durch entsprechende Maßnahmen dürfen keinesfalls übersehen werden. Während der ersten Wochen genügen Abreibungen, später soll zweimal wöchentlich ein Vollbad (15 Minuten) mit Heublumen genommen werden.
Sehr empfehlenswert sind auch Lehmbäder in der Badewanne (6 Stunden). Wenn keine Möglichkeit dazu besteht, sind auch Ganzkörperwickel mit Lehm in der Lage, Giftstoffe über die Haut abzuleiten.

Grippe

Die Grippe hat verschiedene Erscheinungsformen und wechselnde Erreger. Die Namen (z. B. Asiatische Grippe, Russische Grippe) deuten im allgemeinen auf das Land des erstmaligen Auftretens hin. Wegen der verschiedenartigen Erreger ist auch der Krankheitsverlauf unterschiedlich. Gewöhnlich macht sich der Krankheitsbeginn durch Mattigkeit, Niedergeschlagenheit, Gliederschmerzen, Schwäche, Kopf- und Genickschmerzen u. dgl. bemerkbar. Anfängliches Frösteln wechselt mit oftmals hohem Fieber. Der Schlaf wird unruhig und vielfach durch schwere Träume und Delirien zusätzlich gestört und unerquicklich. Der Krankheitsbeginn ist oft begleitet von Bronchialkatarrh mit trockenem Husten oder Keuchen sowie von Magenkatarrh und Appetitlosigkeit. Auch eine belegte und rissige Zunge und unregelmäßiger Stuhlgang sind typische Zeichen einer beginnenden Grippe. In der Folge treten meist auch Atembeschwerden, Heiserkeit und Schnupfen auf. Die Fieberkurve ist unterschiedlich, der Puls beschleunigt. Bei Grippe besteht auch immer die latente Gefahr einer Lungenentzündung.
Zur Vorbeugung gegen Grippe, deren epidemisches Auftreten meist in den Monaten Jänner und Februar festzustellen ist, dient in erster Linie eine entsprechende Abhärtung. Zu achten ist auch auf die Reinhaltung der Atemwege sowie auf geregelten Stuhlgang. Kündigt sich eine Grippewelle an, tut man gut daran, keine schwer verdaulichen Speisen zu sich zu nehmen und den Körper reichlich mit Obst und Gemüse zu versorgen. Eine ganz besondere Rolle spielt hier auch das Vitamin C, das außer in Zitronen

auch in den heimischen Gewächsen wie Sanddorn, Holunderbeeren, Geinerbeeren und Preiselbeeren reichlich vorhanden ist. In Wasser aufgelöst erhält man aus diesen Beeren ein vorzügliches Erfrischungsgetränk, das dem Körper wichtige Abwehrstoffe gegen eine drohende Grippeerkrankung liefert.
Anzuraten sind auch gelegentliche heiße Bäder mit abschließender kurzer kalter Dusche; anschließend sollte man heißen Holunderblütentee oder Fencheltee trinken.
Schon bei den ersten Anzeichen einer beginnenden Grippe ist eine Schwitzkur zur Entgiftung des Körpers notwendig. Dazu trinkt man heißen Lindenblüten- oder Fliederblüten- oder Holundertee und legt sich ins vorgewärmte Bett, wobei der Körper richtig warm eingehüllt werden muß. Stellt sich noch kein ergiebiger Schweißausbruch ein, soll man nach einer Stunde zwei Minuten lang kalte Körperwaschungen vornehmen, wobei dem Wasser etwas Apfelessig beigefügt werden soll. Nach den Waschungen sofort wieder ins warme Bett, um die jetzt besonders erhöhte Gefahr einer zusätzlichen Verkühlung zu vermeiden. Bis zum Schweißausbruch können diese Waschungen stündlich wiederholt werden. Wenn der Körper schwitzt, werden über die Haut viele Schadstoffe ausgeschieden und der Körper entlastet. Besonders empfehlenswert sind auch Lehmbäder in der Badewanne für die Dauer von sechs Minuten. Dabei wird der Körper in größtem Maße entgiftet.
Mit der erwähnten Schwitzkur und diesen hautreizenden und ableitenden Bädern ist es durchaus möglich, eine Grippe in drei bis vier Tagen wegzubekommen. Auch werden damit mögliche Folgeerscheinungen wie Lungenerkrankungen, Herzschädigungen, Kreislaufstörungen, Nervenerkrankungen sowie Magen- und Darmerkrankungen vermieden.
Bei der Landbevölkerung wird gegen Grippe noch oft die früher sehr gebräuchliche Schnapssuppe angewandt. Dazu nimmt man eine Tasse Wasser, drei Löffel Zucker, einen Löffel Butter und fünf Eßlöffel Schnaps, kocht diese „Suppe“ kurz auf und trinkt diese so heiß als möglich. Gleichzeitig steckt man die Beine in einen Eimer heißen Wassers, dem etwas Essig beigegeben wurde. Zusätzlich kann ein Heublumen-Kopfdampfbad große Erleichterung bringen. Dazu kocht man einen Topf Heublumentee, beugt den Kopf darüber und hüllt ein großes Tuch über Kopf und Topf, damit kein Dampf entweichen kann, und inhaliert 10 Minu-

ten lang durch die Nase. Herzkranke sind von derartigen Kuren natürlich ausgeschlossen, weil sie diese nicht durchhalten würden!
Nach dieser Kurfolge wird der Patient ins warme Bett gesteckt und fest zugedeckt. Zwei Stunden lang muß der Kranke nun ruhig liegenbleiben, wobei die Arme seitlich an die Oberschenkel angelegt und nicht bewegt werden sollen. Nach längstens einer halben Stunde kommt es dann zu heftigem Schweißausbruch; je mehr, desto besser.
Wegen des Flüssigkeitsverlustes durch das Schwitzen wird der Patient meist sehr durstig, doch darf nur ganz wenig Zitronenwasser oder Salbeitee getrunken werden.
Nach der Schwitzkur ist größte Vorsicht vor einer Erkältung angebracht. Darum sollte der nasse Körper noch unter der Bettdecke einigermaßen trockengerieben werden. Dann muß der Kranke außerhalb des Bettes ganz warm eingehüllt und das Bett nach dem Auskühlen frisch bezogen werden. Liegt der Patient dann frischgekleidet im frischen, vorgewärmten Bett, wird er sich wieder um vieles besser fühlen.
Wichtig ist es, nach dem Abklingen einer Grippe noch einige Tage zu Hause zu bleiben und sich zu schonen, da ein eventueller Rückfall fast immer äußerst langwierige Folgen zeitigt.

Gürtelrose

Gürtelrose kann äußerst schmerzhaft sein, wobei die Ursache dafür in vielen Fällen ein in der Wirbelsäule eingeklemmter Nerv ist. Wenn die akute Erkrankung etwas abgeklungen ist, tut man daher gut daran, die Wirbelsäule röntgen zu lassen, um etwaige Verschiebungen der Wirbel festzustellen. Durch chiropraktische Behandlung kann dieser Schaden meist behoben werden. Zumindest aber sollte Chirogymnastik betrieben werden.
Mit dem Vitamin-B-Komplex ist dem Arzt ein ausgezeichnetes Mittel gegen Gürtelrose in die Hand gegeben. Darüber hinaus gibt es auch Hausmittel von ausgezeichneter Wirkung. Eines davon ist ungesalzenes Schweineschmalz. Die Auflage muß mehrmals am Tag gewechselt werden und auch nachts umgebunden bleiben. Bei starken Schmerzen verwendet man mit Schweineschmalz gemischten Topfen in der gleichen Weise. Bei Blasenbil-

dung ist das Bestreuen derselben mit Pulver von Arnikawurzeln zu empfehlen. Bettruhe ist unbedingt erforderlich. Wichtig ist auch das Trinken schweißtreibender Tees. Lindenblüten, Holunderblüten, Arnikawurzeln, Rainfarn, Johanniskraut und Labkraut eignen sich hiefür bestens. Diese Tees sollen kalt zugesetzt und dreimal am Tag getrunken werden. Selbstverständlich ist auch hier, wie übrigens bei den meisten Krankheiten, die Fleischgenuß einzuschränken, scharfe Gewürze, Alkohol und Nikotin zu meiden, desgleichen Schwarztee und Bohnenkaffee.

Haarausfall

Bei älteren Menschen ist Haarausfall natürlich eine Folge des Nachlassens der Körperkräfte und -säfte. Durch eine oft wesentlich verminderte Durchblutung der Kopfhaut wird auch die Zubringung der Nährstoffe für die Haarwurzeln behindert, und darunter leidet selbstverständlich die Ernährung der Haarbälge, wodurch es in der Folge zu Haarausfall kommen muß.
Aber auch jüngere Menschen werden sehr oft vom Haarausfall geplagt. Die Ursachen dafür können außerordentlich vielfältig sein. Außer Vererbung ist es oft das Tragen enganliegender Kopfbedeckungen oder auch schlechte Pflege der Haare und der Kopfhaut (zu wenig waschen, zu wenig kämmen, zu viele Schmierungen von Haarsalben, Ölen und allen möglichen Festigungs- und Färbemitteln), was zu Haarausfällen führt. Auch haarschädigende Chemikalien werden vielfach angeboten und verwendet, nicht selten unter dem Diktat der gerade herrschenden Haarmode. Wird das eigene Haar in Farbe und Beschaffenheit der momentanen Modetendenz nicht gerecht, wird oftmals mit allen zur Verfügung stehenden Mitteln versucht, den „Fehler" der Natur zu korrigieren. Das Ergebnis kann wohl vorübergehend befriedigend sein, doch auf Dauer haben derartige Manipulationen doch immer Schädigungen zur Folge.
Andere Ursachen können in Nervenerkrankungen, in reichlichem Genuß alkoholischer Getränke, Aufregungen, zuwenig Schlaf, dauernder Nachtarbeit usw. zu finden sein.
Da der Haarboden die Nährsalze zu den Haarbälgen liefert, ist es angebracht, die Kopfhaut täglich mit den Fingerspitzen zu massieren, wobei auch leicht an den Haaren gezogen werden soll,

damit die Haarschäfte etwas Luft bekommen. Auch sollte der Haarboden mit Teeaufsud aus Brennesselwurzeln, Klettenwurzeln und Rosmarin mindestens zwei- bis dreimal wöchentlich massiert werden. Wichtig dabei ist, daß nicht nur die Haare befeuchtet werden, sondern daß die Wirkstoffe des Teeabsudes wirklich in die Kopfhaut einmassiert werden. Um den Fettverlust, der durch die Teemassage entsteht, auszugleichen, muß die Kopfhaut wieder mit Fetten versorgt werden. Besonders geeignet dazu sind Mandelöl, Rhizinusöl oder Arnikaöl. Darüber hinaus sollten wöchentliche Waschungen der Haare und der Kopfhaut mit Zinnkrautöl oder Brennesseltee für die notwendige Reinigung sorgen.
Sind die Ursachen des Haarausfalles nervöser Natur, so empfiehlt es sich, zweimal täglich eineinhalb Tassen stärkenden Nerventee zu trinken. Der Tee kann aus Schlüsselblumen, Baldrian, Hopfen, Melisse und Brennesseln zubereitet werden. Wem dies zu mühsam ist, der kann zu meinem Tee Nr. 1 oder Nr. 37 greifen. Helfend sind auch zwei wöchentliche Fußbäder von jeweils zehn Minuten Dauer unter gleichzeitigem Trinken von Nerventee nach obigem Rezept. Diese Bäder sollten immer am Abend vor dem Schlafengehen zur Erfrischung und gleichzeitigen Ableitung gemacht werden.

Empfehlenswert ist auch das Aufbaumittel Bio-forte. Man nimmt davon täglich ein bis zwei Eßlöffel voll zum Aufbau der Nervenzellen und zur Konditionsverbesserung.
Bei Stoffwechselerkrankungen ist auf ausreichende Versorgung des Körpers mit den notwendigen Nährsalzen Bedacht zu nehmen. Dazu ist eine geeignete Diät erforderlich. Bei dieser sind Fleischspeisen, Bratensoße, Paprika, Senf, Ketchup und starke alkoholische Getränke absolut zu meiden. Dagegen sollte man zweimal pro Woche einen Rohkosttag einschalten oder zumindest immer reichlich Rohkost (vor allem Obst) zu sich nehmen. Als Getränk ist Mineralwasser ohne Kohlensäure zu empfehlen. Im Frühling und im Herbst ist außerdem ein Blutreinigungstee (Tee Nr. 2) anzuraten, doch ist unbedingt darauf zu achten, diesen Tee nur bei abnehmendem Mond zu trinken. Während der übrigen Jahreszeit, also im Sommer und während des Winters, ist ein den Stoffwechsel reinigender Tee (Tee Nr. 19) von großem Nutzen.

Selbstverständlich ist auf eine Leber-Gallen-Schonkost Bedacht zu nehmen und daher für mehrere Monate lang eine fleisch- und fettarme Kost zu bevorzugen. Auf Alkohol muß während dieser Zeit ganz verzichtet werden. Darüber hinaus sollte unbedingt eine Frühjahrsfastenkur, und zwar mindestens zwei bis vier Wochen, gemacht werden. Es ist kein Zufall, daß bei allen Weltreligionen die Fastengebote eine zentrale Rolle spielen. Die Motive sind dabei sicherlich nicht so sehr religiöser Natur, sondern die jeweiligen Religionsgründer wußten um die hervorragende Wirkung des Fastens auf den Gesundheitszustand des Menschen und verstanden es, durch die Einbindung der Fastenregel in ein religiöses Dogma für seine Einhaltung zu sorgen.

Bei dieser Frühlingsfastenkur ist mindestens einmal in der Woche lediglich mit Rohsäften das Auslangen zu finden. An einem zweiten Tag sollte nur Obst gegessen werden. Reichlich gegessen werden sollten besonders im Frühling Feldsalate, unter denen der Löwenzahn eine herausragende Rolle spielt. Auch Brunnenkresse und Brennesseln liefern besonders wirksame und zudem wohlschmeckende Salate. Alle diese Salate dienen der Blutreinigung, der Blutmischung und der Regulierung des Säurehaushaltes im Körper.

Reinigende Bäder oder Kräuterwaschungen zweimal wöchentlich mit Brennesseltee oder zumindest mit Essigwasser tun ein übriges; auch an Kneippkuren sei hier verwiesen. Nicht zu vergessen sind hier Drüsenfunktionsstörungen (Hormonstörungen), wobei insbesondere an Schilddrüse, Nebennieren, Hirnanhangdrüse sowie auf Eierstockerkrankungen gedacht ist. Speziell bei jungen Mädchen und Frauen, die nach Eileiter- und Eierstockerkrankungen Haarausfall konstatieren müssen, ist auf Drüsenfunktionsstörungen bei der Suche nach der Ursache des Haarausfalles größtes Augenmerk zu richten.

Nierenerkrankungen sind wohl die wesentlichsten Ursachen von Haarausfall. Ich konnte immer wieder feststellen, daß eine gezielte Nierenbehandlung bei Haarausfall fast immer hervorragende Ergebnisse zeitigt. Und zwar gleichgültig, ob es sich dabei um Nierensteine, Nierengries, Nierenbeckenentzündungen, Verkühlungen der Niere oder um sonstige Nierenfunktionsstörungen handelt. Ist doch bei allen Erkrankungen der Niere (das Hauptstoffwechselorgan unseres Körpers) der Wasser-, Säure- und Salzhaushalt gestört. Und darauf ist Haarausfall am häufig-

sten zurückzuführen. Deshalb ist in diesen Fällen von Haarausfall eine Reinigung und Heilung der Nieren unerläßlich.
Dazu ist vor allem anderen eine entsprechende Diät erforderlich. Dazu sei grundsätzlich eines gesagt: Wenn immer wieder behauptet wird, Nierenkranke sollten möglichst salzlos essen und auch Gewürze wie Pfeffer strikt meiden, so halte ich das für ausgesprochen falsch. Ganz im Gegenteil. Salz und Pfeffer regen die Blutzirkulation der Nebennieren ungemein an und fördern so eine bessere Durchblutung der Niere, wodurch es weit weniger zu Gries- und Steinbildungen kommt als bei salzarmer oder salzloser Kost. Durch die reichlichere Durchblutung der Niere wird ihre Funktion als Ausscheidungsorgan ganz wesentlich gefördert. Eine weitere Folge ist ein erheblich gesteigertes Durstgefühl, das mehr Flüssigkeitsaufnahme bewirkt, wodurch wiederum die Nieren viel besser durchgespült werden. Es ist eigentlich ziemlich unverständlich, warum in unserer schnellebigen Zeit, in der sonst so rasch Überkommenes zu Gunsten von Neuem verworfen wird, an der Irrmeinung, Salz und Pfeffer schädige die Nieren, so hartnäkkig festgehalten wird. Weil irgendwann einmal irgend jemand der Meinung war, Salz und Pfeffer könnten der Niere schaden – und diese Meinung weltweite Verbreitung fand –, wurde und wird stoisch daran festgehalten. Nun hat zwar das Max-Planck-Institut schon vor Jahren in einer Studie bewiesen, daß gerade Pfeffer als Heilmittel für die Niere anzusehen ist, doch bis diese Erkenntnis in den Therapien und Diätplänen ihren Niederschlag und eine entsprechende Berücksichtigung findet, muß offenbar noch geraume Zeit vergehen. Für die Verwendung von Salz gilt dasselbe. Scharfe alkoholische Getränke allerdings sind zu meiden. Wichtig für die Nieren ist reichliches Trinken. Die Flüssigkeitszufuhr sollte täglich mindestens zwei Liter betragen, bei funktionsgestörten Nieren auch entsprechend mehr. Menschen, die nur noch eine funktionsfähige Niere besitzen, sollten jedoch weit mehr trinken. Die doppelte Menge, also 4 Liter, ist durchaus angebracht. Als Getränke kommen natürlich in erster Linie spezielle Nierentees, Kräuter- und Haustee in Frage, von denen letzterer auch kalt sehr schmackhaft und bekömmlich ist.
Bei Nierenkrankheiten als Ursache für Haarausfall ist auch auf regelmäßige Fußpflege zu achten, insbesondere auf Fußschweiß. Wichtig ist, nicht nur die Kopfhaut entsprechend zu reinigen, sondern auch die Fußsohlen. Das Tragen von Gummischuhen,

Schuhen mit Gummisohlen und auch synthetischer Strümpfe sollte unbedingt vermieden werden. Auch das bereits besprochene Einreiben der Nierengegend mit rohem Zwiebelsaft oder das Auflegen von rohen Zwiebelscheiben mit anschließendem Einhüllen in ein vorgewärmtes Tuch darf nicht außer acht gelassen werden. Dadurch wird sowohl die Nierenfunktion als auch die Ableitung über die Niere außerordentlich gefördert.
Auch die Kopfhaut kann mit Zwiebel eingerieben werden, doch verwendet man dazu eine entsprechende Verdünnung. Dazu nimmt man Zinnkrauttee und Brennesseltee und läßt diese zusammen stark aufkochen. Nach dem Abkühlen gibt man etwas Zwiebelsaft dazu und mit diesem Tee-Zwiebel-Gemisch reibt man die Kopfhaut ein und massiert tüchtig durch. Anschließend den Kopf warm einhüllen. Ist die Kopfhaut von Ausschlägen befallen oder mit einem Grind behaftet, so ist auch hier eine Blutreinigung notwendig. Am wirkungsvollsten wird ein Blutreinigungstee sein. Dazu gehört auch mehrmals wöchentlich eine entsprechende örtliche Reinigung der Kopfhaut mit Essig, dem auch etwas Zitrone oder Spiritus beigefügt werden kann. Anschließend sollte die Kopfhaut mit Arnikaöl oder einem guten Kräuteröl eingerieben werden.
Das Grauwerden der Haare ist meist altersbedingt. Doch kann auch Vererbung die Ursache dafür sein. Oft jedoch sind nervliche oder psychische Belastungen für das Grauwerden verantwortlich. Hier ist der enge Zusammenhang von Körper und Seele besonders augenscheinlich.

Hämorrhoiden

Hämorrhoiden sind Erweiterungen von Blutgefäßen (etwa in der Art von Krampfadern) im Bereich des Afters. Durch den entstehenden Druck beim Stuhlgang platzen diese Blutansammlungen und es kommt zu schmerzhaften Blutungen. Die Diagnostizierung ist durch die auftretenden Schmerzen und die Blutungen nicht schwierig, doch sollte beim Auftreten von Hämorrhoiden, auch bei anscheinend leichten Fällen, immer der Arzt zu Rate gezogen werden, weil es sich immer auch um Krebs handeln könnte. Die Ursachen sind, wie im Grunde bei nahezu allen Erkrankungen, in einer falschen Lebensweise zu suchen. Hier sind es häufig

Ernährungsfehler, wobei üppiges Essen, viel Kaffee, Alkohol- und Nikotingenuß sich besonders schädlich auswirken. Dazu kommt vielfach Bewegungsarmut, gefördert durch eine sitzende Tätigkeit, durch Sitzen im Auto, am Fahrrad usw.
Es können aber auch Verdauungsstörungen (die ihrerseits oft die gleichen Ursachen aufweisen wie Hämorrhoiden, also sozusagen nur eine Zwischenstufe darstellen), Leber-, Herz- und Lungenkrankheiten, Gastritis, Darmleiden, schwere Entbindungen oder Schwangerschaften, die Folgen von Blinddarm- und Unterleibsoperationen zu Hämorrhoiden führen.
Das erste Behandlungsziel muß eine weitgehende Blutreinigung sein, damit das angestaute Blut wieder leichter fließbar wird. Dann muß unbedingt auf einfaches, gesundes Essen Wert gelegt werden, wobei Fleisch, Mehlspeisen, scharfe Gewürze, Essig und besonders Bohnenkaffee, Rotwein und Nikotin stark eingeschränkt werden sollen. Viel Bewegung – darauf müssen Menschen mit sitzender Tätigkeit besonders achten – und tägliche Spaziergänge nach der Büroarbeit sind anzuraten.
Bei Stuhlträgheit ist Abhilfe dringend geboten, wobei selbstverständlich Abführtees aus Kräutern nicht nur gesünder, wirkungsvoller und angenehmer zu nehmen sind als chemische Produkte, sondern im Gegensatz zu diesen keinerlei unangenehme Nebenwirkungen haben. Laxiermittel sollte man nicht verwenden, um die Darmschleimhäute nicht zu reizen und die Darmflora nicht zu zerstören. Bei längerer Verwendung können Laxiermittel den Magen und die Gedärme ruinieren, was in der Folge zu Mastdarmentzündungen, Geschwüren, Fisteln und unter Umständen sogar zu Krebs führen kann. Darum ist es angebracht, den Stuhl nur mit natürlichen Mitteln weich zu halten. Sollte in seltenen Fällen ein Klistier notwendig sein, so eignet sich dafür am besten Kamillentee mit etwas Johanniskrautöl.
Die Reinigung nach der Stuhlentleerung spielt bei der Ausheilung von Hämorrhoiden eine wesentlich größere Rolle, als man es gemeinhin annimmt. Vor allem sollte niemals Zeitungspapier oder ähnliches verwendet werden, sondern zumindest ein weiches Toilettepapier. Noch besser ist es, die Reinigung mit einem weichen, nassen Waschlappen vorzunehmen. Ich kenne viele Fälle, in denen sich trotz monatelanger intensiver Behandlung durch den Arzt keine dauernde Besserung einstellen wollte und die erst durch die tägliche Reinigung mit kaltem Wasser das lästige Lei-

den los wurden. Die Reinigung sollte allerdings sowohl nach der Stuhlentleerung als auch am Abend vor dem Zubettgehen erfolgen. Da der Blutumlauf auch hier eine bedeutende Rolle spielt, ist es zweckmäßig, die Blutzirkulation durch Bäder zu unterstützen. Zu empfehlen sind hier morgens kalte Unterarmbäder von 20 bis 30 Sekunden Dauer und abends kurze, kalte Fußbäder oder Unterschenkelgüsse. Eine besondere Rolle spielen hier die Sitzbäder. Beginnen sollte man mit ganz kurzen, nur 5 Sekunden dauernden Sitzbädern, die allmählich gesteigert werden. Ausgezeichnet sind Sitzbäder mit einem Absud von Zinnkrauttee und Arnikatee. Wirkungsvoll sind auch Bäder, bei denen Eichenrinde und Kamille verwendet werden. Dabei wird die Eichenrinde zuerst 15 Minuten lang gekocht, vom Feuer genommen und die Kamille dazugegeben. Dann 10 Minuten ziehen lassen, abseihen und ins Badewasser schütten. Wichtig ist vor allem, daß das Wasser nicht zu warm ist, weil dies den Blutandrang zu sehr steigern würde. Diese eher lauwarmen Bäder sollten ca. 15 bis 20 Minuten dauern.

Auch Lehmbäder haben sich schon sehr bewährt. Eine andere gute Möglichkeit, Lehm als Heilmittel zu verwenden, ist jene, bei der man zwei Finger dick Lehm auf ein wasserundurchlässiges Tuch (Wachstuch, Gummi) streicht, sich darauf legt und mit warmen Decken gut umschließt und zwei Stunden in dieser Lehmpackung verbleibt.

Immer wieder kann es vorkommen, daß auch Würmer ursächlich an der Erkrankung beteiligt sind. In solchen Fällen ist außer den Sitzbädern mit Eichenrinde auch noch eine entsprechende Wurmkur zu machen. Man trinkt entweder morgens eine Tasse voll Magermilch, in der 1 Eßlöffel Kürbiskerne aufgekocht werden, oder die geschnittenen Kürbiskerne können auch in Wermuttee aufgekocht werden. Diese Getränke werden morgens auf leeren Magen getrunken, um voll zur Wirkung zu kommen. Will man diese noch erhöhen, so ißt man hinterher etwas rohes Sauerkraut.

An Kräutertees empfehle ich als Venen- und Hämorrhoidentee Baldrianwurzen, Mistel, Hirtentäschelkraut, Angelikawurzeln, Pfefferminze und Ginster.

Als besonders wirksam bewährte sich dreimal täglich 1 Tasse Tee von Königskerzen warm getrunken.

Auch ein sogenanntes Sympathiemittel soll vielleicht noch er-

wähnt werden. Man steckt entweder eine Roßkastanie in die Hosentasche oder noch besser das Holzauge eines trockenen Astes. Bereits nach einer Stunde soll eine spürbare Besserung eintreten und nach Ablauf einer Woche die Hämorrhoiden verschwunden sein . . .
Wichtig sind auch hier Blutreinigungskuren im Frühling und im Herbst. Gleichzeitig sollte man eine Fastenkur beginnen mit Rohkosttagen, zweimal pro Woche, einem gänzlichen Fasttag in der Woche und im übrigen das Essen auf einfache, leicht verdauliche Speisen reduzieren.
Bei innerlichen Hämorrhoiden wirken Einspritzungen von einem Kaffeelöffel voll Johanniskrautöl nicht nur lindernd, sondern auch heilend.
Bei äußeren Hämorrhoiden sind Einreibungen mit Johanniskrautöl oder -salbe oder Hamametumsalbe heilsam und kühlend.
Das Einlegen von Zwiebelscheiben bewirkt eine Zusammenziehung, hingegen faule Äpfel bei stark hervortretenden Knoten ein merkliches Zurückgehen derselben.
Bei Hitze und entzündlichen Formen wirken Auflagen von Eiklar lindernd und kühlend.

Haut

Erkrankungen der Haut werden leider sehr oft zuwenig beachtet. Dabei verdient gerade die Haut allergrößte Beachtung sowohl des Patienten als auch des Behandelnden. Die Haut ist der Schutzmantel des Körpers in vielfacher Hinsicht. Die Hornschicht unserer Haut verhindert, daß Schmutz und Krankheitserreger in tiefere Gewebeschichten vordringen können. Die drei Hautschichten zusammen wirken als schlechte Wärmeleiter und bieten so Schutz gegen Wärme und Kälte.
Die Schweißabsonderung bildet eine Art „Säuremantel“ und hemmt so die Festsetzung und Entwicklung von Krankheitskeimen.
Es gibt heute eine Unzahl von schweißhemmenden Mitteln, sogenannte Deodorants, für die in den Massenmedien emsig geworben wird. Durch längere oder dauernde Verwendung derselben kann jedoch ein nicht wiedergutzumachender Schaden an der Haut und dadurch am ganzen Organismus entstehen. Ist doch die

Haut unter anderem auch ein Ausscheidungsorgan, das innerhalb von 24 Stunden 500 bis 600 Kubikzentimeter Wasser abdunstet. Mit dem Schweiß werden Salz, Harnstoff und Harnsäure ausgeschieden. Bei schweren Nierenerkrankungen kann damit die Haut durch vermehrte Absonderung dieser Stoffe einen Teil der Nierenfunktionen übernehmen.
Eine wichtige Aufgabe erfüllt die Haut durch die Regulierung des Wärmehaushaltes des Körpers. Bei großer Hitze verhindert die Haut durch vermehrte Schweißabsonderung und der damit verbundenen Verdunstungskälte ein Ansteigen der Körpertemperatur. Ist es kalt, zieht sich die Haut durch die Hautmuskeln so eng als möglich zusammen, um die Verdunstungsfläche entsprechend zu verkleinern. Wir alle kennen diesen Zustand als „Gänsehaut". Werden nun die Poren der Haut durch Deodorants oder auch anderer Kosmetika verstopft, kann es zu schweren inneren Erkrankungen kommen.
Hauterkrankungen, wie zum Beispiel die Akne, sind besonders bei Jugendlichen häufig zu bemerken und meistens auf seelische Spannungen zurückzuführen. Die Behandlung solcher Störungen muß bei der Ergründung ihrer psychischen Ursachen beginnen. Gelingt es, die Probleme des jungen Patienten, die sowohl in ihnen selbst als auch in ihrer Umgebung liegen können, zu lösen, werden in Verbindung mit einer gleichzeitig eingeleiteten Blutreinigungskur oft hervorragende Ergebnisse erzielt. Doch jede Behandlung, die die seelischen Ursachen einer Krankheit negiert, ist zum Scheitern verurteilt. Entgegen einer weit verbreiteten Meinung sind z. B. Erkrankungen der Galle (Gallensteine) nur selten auf Ernährungsfehler zurückzuführen. Meistens sind es nervliche Belastungen, Aufregung, Kummer und Sorgen, die über das vegetative Nervensystem Funktionsstörungen der Leber und auch der Gallenblase verursachen. Deshalb sind psychische Behandlungen, die den seelischen Zustand des Patienten berücksichtigen, ausschlaggebend.

Herzleiden

Die hektische Lebensart des Menschen unseres technischen Zeitalters bedingt neben vielen anderen unangenehmen bis gefährlichen Nebenerscheinungen auch eine beängstigende Zunahme von Herzerkrankungen. Alles Leben unter der Sonne ist dem Gesetz der Natur von Anspannung und Entspannung, von Arbeit und Ruhe unterworfen. Nur der Mensch glaubt, sich darüber hinwegsetzen zu können. Die Gier nach dem Erfolg, nach Besitz und diversen Statussymbolen peitscht uns zu immer größeren Forderungen an die Leistungsfähigkeit unseres Körpers auf. Sogar die ohnehin spärlichen Urlaubstage dienen nicht mehr der dringend notwendigen Erholung und Regeneration des geplagten Körpers. Der vertechnisierte Mensch hat die Fähigkeit zur Ruhe bereits weitgehend verloren. Erholsame Stille macht uns nervös und der unersättliche Erlebnishunger treibt uns möglichst fernen Urlaubszielen entgegen, wo uns dann die zweifelhaften Errungenschaften einer perfekten Touristikindustrie erwarten. Anstelle des „dolce far niente", dem süßen Nichtstun, stürzen wir uns in die Turbulenz einer überorganisierten Unterhaltungsmaschinerie, peitschen den müden Körper mit Alkohol und Nikotin ständig auf und belasten ihn zusätzlich noch mit der berüchtigten Urlaubsüberernährung, weil wir es uns ja „gutgehen" lassen wollen . . .

Daß es unter diesen Umständen nicht zu einer Erholung kommen kann, liegt wohl auf der Hand. Unter der gebräunten Haut quälen wir uns wieder Tausende von Kilometern auf hoffnungslos verstopften Straßen heimwärts. Die Folge dieser mörderischen Hetzjagd nach Erfolg und „Erleben" sind dann neben anderen körperlichen Beschwerden besonders Herz- und Kreislauferkrankungen, die in vielen Fällen tödlich enden. Herzbeschwerden treten oft auch nach Infektionskrankheiten, bei Leber- und Nierenerkrankungen, Eiterherden usw. auf.

Die Behandlung bedingt wohl in den meisten Fällen eine totale Umstellung der Lebensweise des Patienten. Wichtigster Faktor dabei ist absolute Ruhe und die Vermeidung von Aufregungen. Der natürliche Rhythmus zwischen Spannung und Entspannung muß gefunden, beziehungsweise wiederhergestellt werden. Tägliche erholsame Spaziergänge sind unabdingbar. Nikotin- und Alkoholgenuß muß vermieden werden und die Ernährung auf eine entsprechende Diät umgestellt werden. Darin sollte Honig keinesfalls fehlen, da dieser eine ungemein kräftigende Wirkung hat. Bei akuten Herzanfällen sind bis zum Eintreffen des Arztes ansteigende Unterarmbäder zweckmäßig.

Lindernd und heilend sind auch kalte Lehmwickel auf die Herz-

gegend bis zu 6 Stunden oder auch mäßige kalte Essigwasserkompressen. Desgleichen sind auch ableitende Unterarm- und Unterschenkelgüsse, -bäder oder Abreibungen zu empfehlen. Ein besonders hervorragender Herztee wird aus Baldrianwurzeln, Baldrianblüten, Ginster, Melissenkraut, Weißdorn, Rosmarin und Gartenraute zubereitet. Gesüßt werden soll nur mit Honig. Auch Honigwasser, das schluckweise mehrmals täglich getrunken wird, wirkt nicht nur herzkräftigend, sondern auch nervenberuhigend.
Oft glauben Menschen, herzkrank zu sein, wenn sie unter Beklemmungen, Atemnot, Angstzuständen und ähnlichem leiden. Bei fachärztlichen Untersuchungen stellt sich jedoch dann häufig heraus, daß das Herz an sich völlig gesund ist und die Ursache der Beschwerden in einer frühzeitig verbrauchten und abgenützten Wirbelsäule liegt, wobei besonders die unteren Halswirbel und der 6. und 7. Brustwirbel das auslösende Moment der Herzbeschwerden darstellen. Durch gekonnte chiropraktische Behandlung können diese Schwierigkeiten oft augenblicklich beseitigt werden. Empfehlenswerter sind aber chirogymnastische Übungen, bei denen durch entsprechende Kopfdrehungen, kreisende Armbewegungen und Rumpfdrehen und -beugen allmählich eine Lockerung der Rückenmuskulatur und der Wirbelsäule erzielt wird. Zweckdienlich sind auch Massagen und Einreibungen der Rückenpartien und des Genicks.
Ein vorzügliches Mittel gegen Herzbeschwerden verschiedenster Art ist Rosmarinwein, den man auf folgende Weise zubereitet: Zwei Eßlöffel Rosmarin werden in einem Liter guten Weißwein angesetzt. Nach acht Tagen trinkt man morgens und abends je ein kleines Gläschen dieses bekömmlichen Herzweines. Wegen der wassertreibenden Eigenschaft eignet sich dieses Getränk besonders auch bei Herzwassersucht. Die Wirkung zeigt sich nicht nur in der Anregung der Herzmuskulatur und der Herzkranzgefäße, sondern auch in einer spürbaren Kräftigung der Nerven, vor allem jener des Herzens. Sehr wirkungsvoll ist auch das Trinken von Eichenrindentee, und zwar alle drei Stunden je drei Eßlöffel voll.

Treten neben den Herzbeschwerden zusätzlich auch noch Magenbeschwerden oder Verdauungsstörungen auf, so empfiehlt es sich, dem Eichenrindentee noch einige Tropfen Tausendgüldenkraut- oder Wermuttee beizumengen. Pfefferminztee ist dann

anzuraten, wenn Blähungen einen Zwerchfellhochstand verursachen. Auch hier sollten mehrmals täglich kleine Schlucke gemacht werden. Bei Herzleiden, die sich vornehmlich am Abend einstellen, ist oft die Einnahme von 10 Tropfen Baldriantinktur oder -tropfen auf einem Stück Zucker sehr lindernd. Äußerlich sind Einreibungen mit Bio-Agil, Melissengeist, Franzbranntwein, Arnikaschnaps, Eukalyptusöl, Latschenöl oder Kampferöl sehr zu empfehlen.
Abschließend möchte ich noch auf eine bemerkenswerte Tatsache hinweisen, die zum Nachdenken anregen soll: Fröhliche Menschen leiden äußerst selten unter Herzbeschwerden . . .

Hühneraugen

Hühneraugen sind meist eine Folge von zu engem oder schlechtem Schuhwerk, schlechter Fußpflege, Stoffwechselerkrankungen oder Nierenfunktionsstörungen. Es gibt eine ganze Reihe von Behandlungsmethoden, doch will ich hier nur auf die mir bekannten Hausmittel eingehen.
Man beginnt mit kurzen (10 Minuten), heißen Fußbädern in Salzwasser, Eichenrindenabsud, Birkenblättertee oder Heublumentee. Nach gutem Abtrocknen wird frisch ausgepreßter Zwiebelsaft eingerieben und ein Verband angelegt. Anstelle des Zwiebelsaftes eignen sich auch Efeublätter, die zerklopft und auf das Hühnerauge über Nacht aufgelegt werden. In den meisten Fällen kann nach zwei Wochen das Hühnerauge ganz leicht mit einer Pinzette entfernt werden.
Ist das Hühnerauge entfernt, so empfiehlt es sich, die betreffende Stelle mit Arnikatinktur oder Arnikaöl, Kräuteröl oder Murmeltierfett einzureiben. Dies sollte zweimal wöchentlich, jeweils nach einem heißen Fußbad, geschehen. Wichtig dabei ist, bei der Reinigung der Füße auch die Fußsohle kräftig zu bürsten.
Menschen, die zu Hühneraugen neigen, sollten Innereien (Herz, Leber, Nieren, Beuschel), Nüsse, Mandeln, Datteln, fette Mehlspeisen, geräucherte Fische und geräuchertes Fleisch meiden. Auch Vollmilch ist nicht günstig, hingegen sollten Sauermilch, Joghurt und Buttermilch reichlich genossen werden. Jeweils im Frühling und im Herbst sollten auch Blutreinigungskuren gemacht werden.

Hüftschmerzen, Ischias

Hüftschmerzen können rechts, links oder auch beidseitig auftreten. Die Ursachen sind, wie zum Beispiel bei der Hüftluxation bei Kindern, Rachitis, Skoliose, Degenerations- oder bei Erwachsenen Abnützungserscheinungen oder Entzündungen.
Der überwiegende Teil von Schmerzzuständen im Hüftbereich sind jedoch Hüftnervenentzündungen (Ischias), die entweder durch Verklemmung des Ischianervs in der Lendenwirbelsäule hervorgerufen werden (wobei derartige Verklemmungen vielfach auch durch Abnützung der Bandscheiben zwischen den Wirbeln entstehen. Der Ischianerv tritt zwischen zwei Wirbeln aus der Wirbelsäule aus. Wenn nun die zwischen diesen Wirbeln sich befindliche „Beilagscheibe" abgenützt, also dünner wird, verringert sich naturgemäß der Abstand zwischen den Wirbeln, wodurch der austretende Nerv eingeklemmt wird) oder durch Erkältungen entstehen. Hier unterscheidet man zwischen vorderem und hinterem Ischias. Der erstere betrifft die Schenkelnerven, der andere den Hüftnerv. Die verschiedenartig auftretenden Symptome und Schmerzzustände weisen ziemlich klar auf die auslösende Ursache hin, wodurch die entsprechende Behandlungsart bestimmt wird. Hier haben sich Sitzdampfbäder in einem Absud von Schwarzminze (das sind Minzen, deren Blätterunterseiten schwarzgrün gefärbt sind) vielfach bewährt. Dazu nimmt man einen Eimer, schüttet 3 bis 4 Liter dampfenden Schwarzminztee hinein, legt ein weiches Handtuch über den Rand und setzt sich nackt darauf. Mit Hilfe eines Leintuches und einer Decke wird der Unterkörper vom Nabel abwärts eingehüllt, daß der Dampf nicht entweichen kann. Dann werden über Kopf und Oberkörper ein zweites Leintuch sowie eine zweite Decke geschlagen, um den Körper möglichst von der umgebenden Luft abzuschirmen.
Herzkranke und Menschen mit hohem Blutdruck sollten jedoch mit kaltem Wasser getränkte, mehrfach zusammengelegte Tücher als Fußunterlage verwenden, damit über die Fußsohlen eine Ableitung erfolgen kann. Gleichzeitig soll eine Tasse heißen, schweißtreibenden Tees getrunken und nach dem Dampfbad sofort das Bett aufgesucht werden. An Tees kommen hier Fliederblüten, Lindenblüten oder Holunderblüten in Frage.
In manchen Fällen empfehlen sich auch kalte Ganzkörperwa-

schungen (2 Minuten), doch auch hier muß anschließend sofort das Bett aufgesucht werden. Diese Waschungen sollten acht Tage hindurch wiederholt werden.
Als außerordentlich schmerzlindernd haben sich immer wieder Auflagen von Lehm oder nasser Erde auf die schmerzenden Stellen erwiesen. Diese Auflagen werden am Abend gemacht und am Morgen mit kaltem Wasser wieder abgewaschen.
Schmerzlindernd wirken auch Umschläge an Hüften und Schenkeln mit Heublumen, Haferstroh und Kamille. Dazu wird ein mehrfach zusammengelegtes Tuch mit Tee aus diesen Ingredienzien angefeuchtet und umgebunden. Dieser Wickel soll zwei Stunden auf den schmerzenden Stellen bleiben und kann immer wiederholt werden.
In der warmen Jahreszeit besteht zudem die Möglichkeit, im Wald Farne zu sammeln und sich für 1 bis 2 Stunden ein Farnkrautbett zu bereiten. Zusätzlich sind Einreibungen mit Farnwurzeltinktur unter Zusatz von Arnikatinktur und Berg- oder Ameisengeist zweckdienlich. Ameisengeist kann man sich selbst auf einfache Weise zubereiten, indem man ein gut verschließbares Gefäß zu zwei Dritteln mit 46prozentigem Alkohol füllt und dann mit Ameisen samt den Nadeln des Ameisenhaufens vollfüllt. Das Gefäß muß jeden Tag fest geschüttelt werden und nach acht Tagen ist der Ameisengeist gebrauchsfertig zum Einreiben.
Auch Einreibungen mit Schmier- oder Hirschseife in gelöstem Zustand bewährten sich vielfach. Die Seifeneinreibung soll nach drei Stunden mit kaltem Wasser wieder abgewaschen und der Körper gut abgetrocknet werden.
Heilsam sind auch Kräuterbäder in Tees aus Sumpfporst, Wiesengeißbart, Schafgarbe und Brennesseln. Bei diesen Bädern muß in kurzen Abständen (1 bis 2 Minuten) immer wieder heißes Wasser nachgegossen werden. Man nennt diese Bäder „ansteigende“ Bäder, weil durch das Zugießen von heißem Wasser die Temperatur ständig erhöht wird. In gleicher Weise wirksam sind Salzbäder und Moorbäder. Letztere kommen in Österreich aus Neydharting. Angebracht sind auch Blaulichtbestrahlungen und Sonnenbäder, wobei man nach Möglichkeit die gesunden Körperteile abdeckt und nur die schmerzenden Körperstellen der Sonnenbestrahlung aussetzt, um eine entsprechende Konzentration herbeizuführen.
Sind schmerzhafte Ischiasbeschwerden besonders hartnäckig und

kaum wegzubringen, so besteht der begründete Verdacht auf eine Ursache durch Eiterherde im Körper. In erster Linie kommen dafür Zähne, Stirn-, Neben- und Kieferhöhlen oder auch die Mandeln in Betracht. Die Behandlung hat daher hier einzusetzen, um erfolgversprechend zu sein.
Zudem sind auch noch Einreibungen mit Kreuzteufel, Kampferspiritus, Terpentingeist, Latschenkieferöl oder Nelken- und Rosmarinöl zu empfehlen.
Als eines der ältesten Einreibemittel bei Ischiasschmerzen ist der Bienenhonig bekannt. Man bestreicht die betroffenen Körperstellen mit Honig und bindet anschließend warme Tücher um. Natürlich muß auch hier auf eine entsprechende Diät geachtet werden. Vor allem müssen scharfgewürzte Speisen sowie Bohnenkaffee, Schwarztee und Alkohol streng gemieden werden.

Husten

Kommt es im Lungen- oder Luftröhrenbereich zu Störungen, so reagiert der Körper durch Husten. Die Ursachen solcher Störungen sind zwar in erster Linie Erkältungen, doch können auch Lungen-, Kehlkopf- und Luftröhrenentzündungen, Infektionen, übermäßiges Rauchen u. a. Gründe dafür verantwortlich sein. Hier wollen wir jedoch in erster Linie auf den Husten, der durch Erkältungen hervorgerufen wird, eingehen.
Bei einem Raucherhusten braucht und wird sich kein Mensch ins Bett legen. Bei schweren Verkühlungen jedoch, die mit heftigem Hustenreiz oder -anfällen einhergehen, sollte man sich sogleich dazu entschließen. Durch ein bis zwei Tage gleichmäßiger Bettwärme in einem ständig gut durchlüfteten Zimmer kann so manche böse Erkältung noch in ihren Anfangsstadien gestoppt und zum Abklingen gebracht werden.
Natürlich wird man dem Körper zusätzliche Hilfe durch entsprechende Tees, Einreibungen und dergleichen leisten. Von den vielen Möglichkeiten dieser Art seien hier einige erwähnt.
Einreibungen können mit Kreuzteufel, Arnikaöl, Kampferöl, Wacholderöl, Eukalyptusöl, Latschenöl oder anderen ätherischen Ölen gemacht werden. Man reibt den Oberkörper mit Öl ein, wickelt ein vorgewärmtes Tuch darüber und legt sich ins Bett. Ein sehr wirkungsvolles Mittel sind in Schweineschmalz leicht

angeröstete Zwiebelscheiben, die auf die Brust gelegt werden. Man kann auch Topfen mit Schweineschmalz vermengen und auf Brust und Rücken auflegen, indem man ein großes, leicht vorgewärmtes Tuch auf das Bett breitet, etwas von der Topfenmischung daraufgibt, sich mit dem Rücken darauflegt, dann weiteren Topfen auf die Brust gibt und das Tuch dann rund um den Körper wickelt. Besonders bei Rippenfell- und Lungenentzündungen sind diese Wickel von hervorragender Wirksamkeit. Der Wickel muß allerdings vier Stunden auf dem Körper bleiben. In schweren Fällen können diese Topfenwickel 3 bis 4 Tage hintereinander wiederholt werden.

Auch Heublumen sind hier wirkungsvoll zu verwenden. Dabei legt man zwei Säcke mit heißen Heublumen auf den Oberkörper, wobei unbedingt auch die Schultern bedeckt sein sollen, und läßt diese eine Stunde lang darauf.

Ein anderes Mittel ist ein in kaltes Salzwasser getauchtes Leinenhemd, das über den nackten Körper gestreift wird. Dann natürlich sofort ins vorgewärmte Bett, wobei zusätzlich noch zwei Wärmflaschen, eine im Kreuz und die andere an den Füßen, die Körperreaktion ankurbeln sollen.

Schleimlösend wirkt auch Rettichsaft oder in Scheiben geschnittene Rettiche mit Kandiszucker (bei Kindern). Bei Erwachsenen kann man noch einen Schuß Kognak dazugeben. Anstelle des Kandiszuckers kann auch Honig verwendet werden.

Ebenfalls schleimlösend wirken rohe Zwiebelschalen, als Tee gekocht, unter Zusatz von Honig und Zitronensaft.

Auch Inhalationen wirken schleimlösend, und zwar solche mit Haferstroh, Thymian, Eukalyptusblättern oder Holunderblättern. Zusätzlich können noch 1 bis 2 Tropfen Latschenkieferöl beigemengt werden.

Als Hustentee eignen sich besonders Eibischwurzeln, Huflattichblätter, Königskerze, Vogelknöterich, weiße Taubnesselblüten und frisches Schöllkraut. Diese Teekräuter sollen immer kalt zugesetzt werden. Mehrere Stunden ziehen lassen, nicht kochen! Gesüßt kann mit Honig oder Kandiszucker werden.

Als Durstgetränk ist Zitronenwasser zu empfehlen. Frische Luft und Atemübungen an frischer Luft sind für die Genesung sehr wichtig. Ungünstig ist der Aufenthalt in warmen Räumen, und ganz besonders das Schlafzimmer muß immer gut durchlüftet sein.

Das Rauchen muß selbstverständlich eingestellt werden. Das Essen soll leicht und bekömmlich sein und keine blähenden Speisen enthalten.
Bei chronischem Husten siedet man Knoblauch in Wein und trinkt diesen noch warm.

Impotenz

Als Impotenz wird die durch mangelnden oder ungenügenden Blutandrang in den Penis unmöglich gemachte Vollziehung des Geschlechtsverkehrs bezeichnet. Diese Erscheinung tritt nicht nur altersbedingt auf, sondern kommt immer häufiger auch schon bei jungen Männern vor. Dazu kann gesagt werden, daß echte Impotenz eigentlich äußerst selten vorkommt. Sicherlich ist mit zunehmendem Alter ein Nachlassen der sexuellen Leistungsfähigkeit zu beobachten. Doch gibt es ebenso viele Fälle, in denen die Potenz bis ins hohe Alter erhalten bleibt.
Die Impotenz bei jungen Männern ist fast immer auf seelische Ursachen und falsche Lebens- und Verhaltensweise zurückzuführen. Übermäßiger Alkoholgenuß, starkes Rauchen, häufiger Partnerinnenwechsel oder seelische Konfliktsituationen, Streß und dergleichen können leicht zu einem einmaligen „Versagen" führen. Dadurch alarmiert, wird die Angst vor dem anscheinend drohenden Verlust der „Männlichkeit" wach und in der Folge durch die Furcht vor einem neuerlichen Versagen erst eine scheinbare Impotenz ausgelöst.
Ich glaube sagen zu können, daß bei langjährigen Partnerschaften, sei es in oder außerhalb der Ehe, die auf gegenseitige echte Zuneigung basieren, Impotenz kaum vorkommt. Es sei denn durch organische Leiden, wie Hoden- und Prostataerkrankungen, Hämorrhoiden, Depressionen, Verletzungen usw. Ich persönlich behaupte, daß die jugendliche Impotenz heutzutage vor allem deshalb zunimmt, weil die schöne, durch seelischen Gleichklang bestimmte erotische Beziehung zweier Liebender zu einem sexuellen Leistungswettbewerb degradiert wird.
Die vielen angepriesenen Aufputschmittel, von denen manche auch schon im Altertum verwendet wurden, werden auf Dauer alle unwirksam sein, wenn nicht die Ursache behoben wird. Dazu ist in erster Linie eine Umstellung der Lebensführung, besonders

in ethischer Hinsicht, notwendig. Denn die geschlechtliche Beziehung zweier Menschen ist nicht sosehr eine Frage der Moral als vielmehr eine solche der Ethik. Deshalb muß einer körperlichen Vereinigung eine seelische vorangehen. Daneben ist eine vernünftige Lebensweise unabdingbar. Also: kein Alkohol, kein Nikotin, viel körperliche Arbeit und Bewegung in frischer Luft, regelmäßige kalte Waschungen (insbesondere im Genitalbereich), Abhärtung usw.
Zusätzlich ist das Trinken von nervenkräftigenden Tees vorteilhaft. Also: Schlüsselblume, Edelraute, Engelwurz, Melisse und Wacholderbeere.

Insektenstiche

Bei Insektenstichen sollte man nach Möglichkeit immer versuchen, einen eventuell vorhandenen Stachel sofort zu entfernen. Dann sogleich naßkalte Erde oder Lehm auf die Wunde legen, um Eiterungen oder Entzündungen zu vermeiden.
Auch das Auflegen von Zwiebelbrei, der mit ein wenig Wasser verrührt wurde, wirkt rasch lindernd. Desgleichen das Betupfen der Stichstelle mit Salmiakgeist, Arnikaschnaps oder Arnikageist.
Stellt sich einige Zeit nach einem Insektenstich Fieber ein, sollten ableitende Wadenwickel mit Essigwasser gemacht werden.
Als Tee sind die Tormentillwurzel und der Wegerich geeignet, wobei noch zusätzlich etwas Arnika beigemengt werden kann.

Kniegelenksentzündungen (siehe auch unter Rheuma)

Das raschest wirkende Heilmittel sind Umschläge mit dem eigenen Urin. Dabei sollte man beim Urinieren jedesmal den Umschlag mit dem frischen Urin erneuern. Ein anderes Mittel sind Umschläge mit Topfen, Schweineschmalz, Zwiebeln, gekochten heißen Kartoffeln oder angewärmten Zwiebelscheiben, die bis zum völligen Erkalten auf der Haut bleiben.
Noch wirkungsvoller sind Umschläge mit Lehm, dem Schweinefett und angeröstete Zwiebeln, ein Schuß Weinessig, ein Eßlöffel Leinöl und ein Eßlöffel Kamille beigegeben wurden. Falls vor-

handen, können auch noch Ruß und geschnittene Wasserrüben dazugegeben werden. Der Wickel darf aber nicht länger als fünf Viertelstunden auf dem Knie bleiben. Doch sollte der Wickel täglich bis zu sechsmal wiederholt werden.

Lindernd wirken auch Breiumschläge mit Bockshornklee und Leinsamenbreiumschläge. Das gleiche gilt auch für Heublumen, wobei man diese dämpft (nicht kocht), in einen Sack gibt und eine Stunde lang umbindet.

Heilend wirken auch Auflagen von heißem Leinöl oder Olivenöl, Wickel mit Haferstrohabsud und solche mit Salzwasser. Zwischen zwei Wickeln kann für einige Stunden auch Honig auf das Knie gestrichen werden. Über Nacht gibt man entweder das Albrechtsche Fossilienöl (Salbe) oder wieder den eigenen Urin auf das Knie.

Innerlich muß mit ableitenden Tees mitgeholfen werden. Man verwendet dazu Rheumatee oder Birkenblättertee. Ableitende Wirkung über die Haut haben Einreibungen mit Kreuzteufel, Kastanien, Terpentin, Kampfer oder Arnika.

Weiters können auch noch Pferdefett, Ziegenfett, Schafsfett oder eine selbst zubereitete Salbe aus Kernseife, Zwiebelsaft, Terpentinöl, Kampfer und Honig zu Knieeinreibungen verwendet werden.

Auch Auflagen von mehreren weichgeklopften Kohlblättern, die einige Stunden auf dem Knie bleiben, haben eine ausgezeichnete Wirkung.

Die Knechte meines Großvaters legten sich mit Wasser zu einem dicken Brei verrührte Kuhfladen auf, wenn sie Kniebeschwerden hatten. Die heilende Wirkung blieb auch da nicht aus. Freilich dürfen bei Anwendung dieser deftigen Kur keine offenen Stellen vorhanden sein.

Eine bewährte Auflage gegen Knieschmerzen, Kniegeschwülste und Meniskusleiden wird folgendermaßen zubereitet: 100 Gramm Knoblauch und 100 Gramm Zwiebeln werden fein gewiegt und mit Olivenöl vermengt, erwärmt und auf das Knie aufgetragen und dieses dann verbunden.

Knochenbrüche

Bei der Heilung von Knochenbrüchen ist die Kallusbildung von großer Wichtigkeit. Es ist daher gut, wenn hier etwas nachgeholfen wird. Man kann dies auf ganz einfache und natürliche Weise tun, indem man eine Knochensuppe sieben Stunden lang kochen läßt und die dann fast geleeartige Suppe löffelweise zu sich nimmt (Kalbsknochen).
Ein weiteres Knochenaufbaumittel sind feingeriebene Schalen von Bauerneiern. Von dem Eierschalenpulver wird täglich etwas dem Essen beigemengt. Bei Kindern genügt eine Messerspitze voll, Erwachsene nehmen einen Kaffeelöffel voll täglich. Will man das Pulver allein schlucken, mengt man etwas Zitronensaft dazu, um leichteres Schlucken zu ermöglichen.
Eine recht bemerkenswerte Heilmethode bei Knochenbrüchen wenden die Angehörigen des Fang-Stammes im zentralafrikanischen Gabun an: Bricht sich zum Beispiel jemand ein Bein, so wird dieses vom Medizinmann des Dorfes geschient, mit bestimmten Kräutern und Blättern eingehüllt und der Verletzte in seine Hütte gelegt. Dann fägt der Medizinmann ein Huhn, bricht diesem auch ein Bein, behandelt dieses in gleicher Weise wie beim Menschen und legt das Huhn neben den Kranken. Wenn das Huhn nach einiger Zeit wieder umherläuft, kann auch der Mensch wieder laufen! Die Heilungsdauer ist unter den dortigen Klimabedingungen sehr unterschiedlich, dauert aber bei Mensch und Tier jeweils gleich lang.
Ein Arzt aus dem seinerzeitigen Urwaldspital von Albert Schweitzer in Lambarene, der darüber berichtete, erklärte dazu, das Wissen um die richtigen Kräuter und die Geschicklichkeit der dortigen Medizinmänner beim Schienen seien so außerordentlich, daß die Schulmedizin damit nicht mithalten könne.
Einreibungen mit Beinwellsalbe oder Umschläge mit Beinwellblättern fördern von außen auch die Heilung und Kallusbildung.

Knochenerweichungen sind keine Stoffwechselerkrankungen, sondern vor allem die Folgen von Unterernährung der Knochenzellen, wodurch wichtige mineralische Aufbaustoffe fehlen. Der Grund hiefür ist in der heutigen Ernährung zu suchen, weil durch die einseitige chemische Düngung in Verbindung mit langjährigem Raubbau in unseren Lebensmitteln viele wichtige Spurenelemente fehlen oder in zu geringer Anzahl vorhanden sind. Früher ließ der Bauer seinem Ackerboden immer wieder Zeit, sich zu erholen, und durch die Verwendung von natürlichem Dünger bekam die Erde viele Mineralien wieder zurück. Außerdem sind hormonelle Störungen und Drüsenfunktionsstörungen ursächlich an der mangelhaften Verteilung der Aufbaustoffe der festen Knochenzellen beteiligt.

Die Zufuhr von Aufbaustoffen kann nicht nur durch Medikamente erfolgen und gesteuert werden, sondern sie wird nur über eine tiefgreifende Ernährungsumstellung erreicht werden können. Doch kann die Tatsache, daß es immer schwieriger wird, sich mit natürlichen, einwandfreien Lebensmitteln zu versorgen, nicht genug angeprangert werden. Soll die Entwicklung der Volksgesundheit nicht weiterhin so negativ verlaufen wie bisher, wovon die explosionsartig ansteigenden Ausgaben der Krankenversicherungsanstalten wie auch der Spitalserhalter zeugen, so muß das Quantitätsdenken in der Landwirtschaft einer verantwortungsbewußten Lebensmittelproduktion Platz machen. Natürlich darf der „Schwarze Peter" nicht dem Landwirt allein in die Hände gespielt werden. Mit nur einem Teil jener horrenden Summen, die für die erkrankten Menschen in unserem Lande ausgegeben werden, könnte genügend Anreiz für den Bauern geschaffen werden, weniger, aber gesunde, vollwertige Lebensmittel zu produzieren. Wir alle müßten eben bereit sein, für Lebensmittel höherer Qualität auch einen entsprechend höheren Preis zu bezahlen. Was immer noch viel billiger käme, als Unsummen für Medikamente auszugeben. Für Medikamente übrigens, die im Grunde mehr Schaden anrichten als Nutzen bringen.

Ein ehedem sehr wesentliches Grundnahrungsmittel ist die Hirse, die nahezu ganz in Vergessenheit geraten ist. Hirse ist die älteste Brotgetreideart und war bereits in vorgeschichtlicher Zeit weit verbreitet. Als typische Hackkulturpflanze wurde die Hirse mit dem Aufkommen der Pflugkultur wieder verdrängt. Als hochwertiges Nahrungsmittel sollte die Hirse auf keinem Speisenplan fehlen und mindestens zweimal wöchentlich auf den Tisch kommen. Ihre Zubereitungsmöglichkeiten sind außerordentlich vielseitig. Ebenso wichtig sind die biologischen Getreide. Roggen, Weizen, Hafer, Buchweizen und Gerste müssen in einer gesunden Ernährung wieder eine größere Rolle spielen, dafür aber Fleisch und Eierspeisen zurückgestellt werden.

Freilich ist biologisches Getreide bei uns schwer erhältlich, da es leider viel zuwenig Landwirte gibt, die ihre Feldbestellung auf biologische Weise durchführen. Der weit größere Arbeitsaufwand bei biologischer Feldbestellung rechtfertigt selbstverständlich den etwas höheren Preis.
Wer wirklich um die Gesundheit seiner Familie besorgt und auch bereit ist, etwas dafür zu tun, der besorge sich eine kleine Hausmühle, von denen es sowohl hand- als auch elektrischbetriebene gibt. Es sollte aber nur immer jeweils soviel Getreide gemahlen werden, als tatsächlich gebraucht wird, denn gemahlenes Mehl soll nie lange umherstehen. Man sollte auch wieder beginnen, das Brot selbst zu backen. Selbstgebackenes Brot ist nicht nur gesünder, es schmeckt auch besser.
Dabei verweise ich auf entsprechende Anleitungen, die der „Verein natürlichen Lebens" gerne zur Verfügung stellt. Wenden Sie sich an die Zentrale in 9300 St. Veit an der Glan, Postfach 132.9900.
Auch von Klaus Lösch, Bio-Lösch, 4400 Steyr, können sowohl Handmühlen als auch biologisches Getreide geliefert werden.
Was über die Aufbaustoffe der Knochen zu sagen war, gilt gleichermaßen für die Zähne, nur daß hier die Degenerationserscheinungen durch falsche Lebensweise und unrichtige Ernährung viel offenkundiger sind. Haben doch gesunde Zähne heute einen ausgesprochenen Seltenheitswert. Als vor Jahren Fluor-Tabletten von den Gesundheitsbehörden sanktioniert und deren Verabreichung an unsere Kinder in Kindergärten und Schulen veranlaßt wurde, hielt man diese Fluor-Gaben für das Nonplusultra einer vorausdenkenden Gesundheitsfürsorge. Heute indes weiß man, daß Fluor in dieser chemischen Form im Körper viel mehr Schaden als Nutzen anrichtet. Auch hier wäre es zweckmäßiger und zielführender, die Ernährung auf mehr biologischem Gemüse und Getreide aufzubauen.
Mit homöopathischen Mitteln ist es möglich, über die Drüsenfunktion die Zufuhr von Kalk und Mineralstoffen zu intensivieren. Darüber hinaus sind tägliche kalte Waschungen sowie Schwimmen und Turnen von großer Wichtigkeit. Das ist besonders bei Beschwerden hilfreich, die sich durch Fehlhaltung der Wirbelsäule und des Knochenskelettes ergeben. Tägliches Einmassieren mit ätherischen Ölen tut ein übriges. Hier ist Biofit besonders wirksam.

Kindern sollte man jeden Tag eine rohe Karotte geben, wobei allerdings unbedingt darauf zu achten ist, daß dieselbe biologisch gezogen wurde und nicht mit Kunstdünger und Insektiziden in Berührung kam. Das beste ist natürlich im eigenen Garten gezogenes Gemüse, da weiß man, was man hat. Anstelle von Schokoladen und anderen Süßigkeiten sollte man die Kinder dazu anhalten, altes, hartes Brot zu kauen. Anstatt Süßigkeiten, die ja sehr beliebt sind bei Kindern und auch zum Aufbau der Phosphate wichtig sind, gebe man Marmeladen aus Sanddorn und Preiselbeeren sowie Feigen, Datteln und Nüsse.
Das tägliche Abreiben der Zähne mit dem Finger unter Zuhilfenahme von Wasser ist besser als die Verwendung harter Zahnbürsten, weil dabei immer die Gefahr von Zahnfleischentzündungen besteht. Ist es aber bereits zu einer Zahnfleischentzündung gekommen, sollte man Calendulatinktur zum Spülen und Gurgeln verwenden, und zwar mit 10 bis 20 Teilen Wasser verdünnt. Das gleiche gilt für Zustände nach Kieferoperationen und nach Zahnextrahierungen. Geeignet sind dafür auch Salbei- oder Kamillentee und einige Tropfen Kräutertinktur oder Johanniskrautöl. Damit kann auch das Zahnfleisch leicht eingeölt werden.

Kopfschmerzen

Wie bei vielen anderen krankhaften Zuständen, sind auch bei Kopfschmerzen die möglichen Ursachen sehr vielfältig. So können Kopfschmerzen unter anderem bei fiebrigen Erkrankungen, bei Stirn- oder Kieferhöhlenentzündungen und -eiterungen, bei Erkrankungen oder Überanstrengungen der Augen, nach Angina, bei Magenüberladungen, Gallen- und Nierenleiden, zu hohem oder zu niederem Blutdruck, Kreislaufstörungen, chronisch kalten Füßen, Wirbelsäulenerkrankungen oder Wirbelverschiebungen usw. auftreten. Das zeigt, daß Kopfschmerzen vielfach lediglich das Symptom einer ganz anderen Krankheit darstellen. Die erste Maßnahme zur Behebung von Kopfschmerzen ist (natürlich neben der Behandlung der eigentlichen Ursache) immer die Ableitung über die Haut, den Darm und die Gliedmaßen. Dazu macht man kalte Umschläge auf die Stirne oder den Nakken. Auch Auflagen roher Zwiebelscheiben oder roher Kartoffelscheiben wirken ableitend (bei schlaggefährdeten Menschen ist jedoch das Auflegen von Kartoffeln nicht zu empfehlen). Lindernd wirken auch kurze, kalte Unterarmbäder und ableitende Fußbäder in Form von Unterschenkelgüssen nach Kneipp oder auch abendliche warme Fußbäder (10 Minuten) mit einem Zusatz von je zwei Eßlöffeln Salz und Essig. Zu empfehlen ist auch die bekannte Kneippmethode des Barfußlaufens im Gras am Morgen, wenn dieses durch den nächtlichen Tau noch naß ist. Auch Wechselfußbäder zeigen sehr positive Wirkung. Der gefürchtete einseitige Kopfschmerz (Migräne) hat seine Ursache meist in einer verschobenen Halswirbelsäule und kann wirksam nur durch eine chiropraktische Behandlung bekämpft werden. Vorbeugend sind hier natürlich chiropraktische Gymnastikübungen zu empfehlen. Dabei läßt man den Kopf abwechselnd nach rechts und nach links kreisen, dreht den Kopf immer wieder stark nach hinten und beugt ihn nach vorne. Des weiteren sollen bei diesen täglichen Übungen auch die Arme immer wieder gestreckt werden.

Als lindernde Tees sind bei Migräne Anserine, Minze und Johanniskraut angebracht.

Bei Kopfschmerzen im allgemeinen haben sich immer wieder Lavendel-, Pfefferminz-, Thymian-, Johanniskraut- und Waldmeistertees bewährt. Sind die oberen Luftwege verlegt, so ist das Inhalieren (5 bis 6 Minuten) mit Tee aus Holunderblättern, Kamille und einem Zusatz von 1 bis 2 Tropfen Latschenkiefernöl zweckmäßig, weil die Atemwege dadurch frei werden. Nach dem Inhalieren soll der Kopf mit einem warmen Tuch eingehüllt werden und der Raum längere Zeit hindurch nicht verlassen werden, um einer Erkältung vorzubeugen. Ist die Ursache der Schmerzen in Überanstrengungen an sich schon etwas schwacher Augen zu suchen, sollte täglich dreimal (morgens, mittags, abends) Augentrosttee getrunken werden. Werden mit demselben Tee die Augen ausgewaschen, so werden diese dadurch ungemein gestärkt. Sind die Mandeln schuldtragend, so ist das Gurgeln (morgens und abends) mit Blutwurzen-, Kamillen- oder Salbeitee unter Zusatz von einigen Tropfen Zitronensaft zu empfehlen.

Bei Kopfschmerzen durch einen verdorbenen Magen trinkt man stündlich 1 bis 2 Eßlöffel voll Wermuttee, und bald werden nicht nur die Kopfschmerzen, sondern auch die Magenbeschwerden verschwinden.

Natürlich muß man sich auch einige Zeit hindurch beim Essen zu-

rückhalten, keine schwerverdaulichen Speisen zu sich nehmen und auch Bohnenkaffee und Alkohol meiden. Kommt es zu übermäßigem Alkoholgenuß, sind am nächsten Tag die Auswirkungen äußerst unangenehm spürbar. In diesen Fällen wird durch einen Lebertee nicht nur die Leber entgiftet, sondern auch die Kopfschmerzen werden innerhalb weniger Stunden völlig verschwinden. Günstig ist auch die Wirkung von Milch, insbesondere von Buttermilch und saurer Milch.
Kommt es zu einer schweren Berauschung, sollte versucht werden, den Magen durch Erbrechen zu entleeren. Die einfachste Methode hierzu sind zwei in den Rachen gesteckte Finger, die leicht auf und ab bewegt werden. Dabei kommt es sehr rasch zum erwünschten Brechreiz. Nach der Entleerung des Magens sollte schluckweise Kamillen-, Tausenguldenkraut- oder Wermuttee getrunken werden (oder auch lauwarmes Salzwasser). Auch tägliches Essen von Topfen ist der Entgiftung der Leber dienlich. Menschen mit niederem Blutdruck werden Kopfschmerzen, die dadurch bedingt sind, manchmal rasch los, wenn sie schwarzen Bohnenkaffee mit etwas Zitrone trinken. Wer häufig unter Kopfschmerzen leidet, muß selbstverständlich unbedingt den Arzt aufsuchen, der die Ursache ergründen und Abhilfe schaffen wird. Darüber hinaus sollte man jedoch möglichst wenig Fleisch, keine Mehlspeisen, kein Kohlgemüse, keine Hülsenfrüchte, Tomaten und blähenden Speisen zu sich nehmen. Rohkost ist besonders zu empfehlen.

Krampfadern

Krampfadern sind nicht nur häufig auftretende Folgeerscheinungen von Schwangerschaften, sondern treten auch genauso bei Männern auf. Die Veranlagung dazu ist vererbbar. Die Krampfadern entstehen durch eine Bindegewebeschwäche der Venenwände, und nur zu oft ist das Tragen von zu kleinen Schuhen, zu engen Strümpfen und dergleichen ursächlich beteiligt. Besonders anfällig sind Menschen mit stehenden Berufen, wobei besonders dauerndes Stehen auf Steinböden zu Krampfadern führen kann. Aber auch ständiges Sitzen mit angewinkelten Beinen kann durch die damit verbundene schlechte oder geminderte Blutzirkulation zu den gleichen Erscheinungen führen. Manchmal sind auch Ver-

dauungsstörungen und Verstopfung schuld an Venenerkrankungen (und Gallenleiden).
Neben dem Tragen von elastischen Binden ist auch eine Langzeitbehandlung mit innerlich angewandten Venenmitteln und Tees, von außen her unterstützt durch Venensalben, die meist aus Kastanien hergestellt werden, und die Einnahme von zirkulationsfördernden Mitteln geeignet, eine weitere Ausdehnung der Venen zu unterbinden. Auch kurze, sich häufig wiederholende Sonnenbäder mit anschließenden kalten Kniegüssen haben sich immer wieder bewährt.
Sehr wirkungsvoll ist auch eine Sechswochenkur von kalten Unterschenkelgüssen. Dabei gießt man sich in rascher Folge kaltes Wasser über die Unterschenkel und legt sich dann sofort ins Bett, nachdem man die Beine mit warmen Tüchern fest umwickelt hat. Andere Mittel sind Umschläge mit warmem Schnaps, mit Topfen oder Lehm. Helfend ist auch eine sechs- bis achtwöchige Kur, bei der jede Nacht Umschläge mit ungesalzenem Schweinefett gemacht werden.
Bei Venenentzündungen ist ohnehin Bettruhe erforderlich, wobei die Beine hoch gelagert werden müssen. Besonders muß auch auf geregelten Stuhlgang geachtet werden.
Eine spürbare Besserung erreicht man durch leichtes Einreiben mit Ringelblumen- oder Beinwellsalbe. Zusätzlich können spezielle Venentees getrunken werden. Als besonders wirksam erweist sich hier immer wieder das Weinrautenkraut oder auch eine Mischung aus Weinrautenkraut, Arnika, Ginster, Löwenzahn, Baldrian, Steinkleeblüten und Misteln. Von diesen Tees sollten täglich mindestens zwei bis drei Tassen getrunken werden.
Bei Krampfadern muß auch auf eine entsprechende Diät geachtet werden. Absolut zu meiden sind Bohnenkaffee, Wein, Schweine- und Selchfleisch sowie scharfgewürzte Speisen im allgemeinen. Vor allen Dingen sollte das Rauchen unbedingt eingestellt werden. Hingegen wirken Sauermilch, Butter- oder gestockte Milch, Sauerkraut, Leinsamen, Vollkornbrot und Leinsamenbrot heilend.
Ein äußerst wirkungsvolles Mittel gegen Krampfadern ist das Ansetzen von Blutegeln, doch gibt es heutzutage leider nicht mehr viele Menschen, die sich darauf verstehen.
Ein einfaches, aber äußerst wirkungsvolles Mittel ist ein kaltes Fußbad, das auf folgende Weise durchgeführt wird: Man nimmt

zwei große Eimer, füllt einen davon mit kaltem Leitungswasser und stellt sich in den leeren Eimer. Dann schöpft man mit einer Kelle langsam das kalte Wasser aus dem vollen Eimer in den leeren, in dem man steht. Ist das ganze Wasser umgeschöpft, werden warme Tücher umgebunden und das Bett aufgesucht. Durch das langsam ansteigende kalte Wasser wird das Blut in den Venen nach oben gedrückt. Die Venenmuskulatur wird dadurch entlastet und gekräftigt. Diese Kur wird jeweils am Abend vor dem Schlafengehen durchgeführt, und zwar mindestens sechs Wochen lang. In sehr vielen Fällen bewirkt diese Kur das gänzliche Verschwinden der Krampfadern.

Kreuzschmerzen

Nicht immer ist die Wirbelsäule selbst für Kreuzschmerzen verantwortlich. Manchmal strahlen auch Nierenschmerzen zur Wirbelsäule aus oder es sind Hämorrhoiden, Verdauungsstörungen, kalte Füße, bei Frauen auch oft Unterleibsleiden u. a. die Ursache. In erster Linie muß auf regelmäßige Verdauung geachtet werden. Oft rühren Kreuzschmerzen von einem geblähten oder überfüllten Darm her und verschwinden, sobald der Darm entleert ist.
Auch Störungen des Blutkreislaufes und zu großer Blutandrang in die Gesäßstelle können damit verhindert werden.
Kalten Füßen ist mit Wechselfußbädern sehr gut beizukommen. Zusätzlich sollen jedoch ableitende Einreibungen mit Kreuzteufel, Franzbranntwein, Arnika- oder Kastanientinktur gemacht werden. An der Wirbelsäule können die gleichen Einreibungen vorgenommen werden; eventuell auch solche mit Kampferspiritus- oder -öl. Auch Auflagen von Heublumensäcken, Haferstroh, Kleie oder warmen Sandsäcken wirken lindernd. Sehr wirkungsvoll sind auch hier wiederum Auflagen von vorgewärmten Zwiebelscheiben, die über Nacht umgebunden bleiben.
Bei Grippe als Ursache von Kreuzschmerzen ist neben der Grippebehandlung Bettwärme unabdingbar.
Unterleibsstörungen bei Frauen sind nur zu oft die Folge unvernünftigen Schuhwerks und ungesunder Kleidung. Wenn das Blut stark unterkühlt aus den Beinen zum Unterleib zurückströmt, kann es leicht zu Verkühlungen kommen, die meist auch bis zur

Wirbelsäule ausstrahlen. Auch darf es nicht verwundern, daß die Wirbelsäule, wenn sie durch das Tragen allzu hoher Absätze in ihrer natürlichen Haltung und Lage behindert und ständig unter Spannung gehalten wird, mit Schmerzzuständen reagiert.
Gegen Schmerzen in der Wirbelsäule, aber auch bei Nieren- und Blasenerkrankungen sind Zinnkrautbäder angebracht. Man übergießt einen Eimer voll Zinnkraut mit Wasser, bis das Kraut völlig damit bedeckt, ist und läßt den Eimer 24 Stunden lang stehen. Den Kaltauszug dann erwärmen und in ein Sitzbad leeren, wobei das Wasser nur bis zum Nabel reichen sollte. Die Herzgegend soll auf keinen Fall erreicht werden. Das Sitzbad soll 20 Minuten währen. Anschließend mit Kampferspiritus oder Kreuzteufel einreiben, den Körper in ein warmes Tuch hüllen und ins Bett gehen. Diese Sitzbäder sollten sechs Wochen hindurch je einmal gemacht werden.
Andere wirkungsvolle Bäder sind solche mit Eichenrinden- oder Latschenabsud.
Anzuraten sind gymnastische Übungen zur Muskelstärkung. Alkohol ist unbedingt zu vermeiden.

Kropf

Dieses Leiden tritt meist bei Menschen auf, die in Gegenden mit wenig jodhaltigem Wasser leben (z. B. Zillertal, Pinzgau). Dagegen helfen Umschläge bei abnehmendem Mond mit Tee aus Eichenrinden (von jungen, an der Sonnenseite gewachsenen Eichen) oder Hauswurzblättern oder Lehmumschläge. Bei letzteren wird der Lehm mit etwas Wasser und Schweinefett verrührt und leicht angewärmt während der Nacht um den Hals gebunden. Morgens sollte man den Hals unter Zuhilfenahme von etwas Speichel auf und ab massieren, doch niemals hin und her. Auch verschiedene Kropfsalben haben sich schon bewährt.
Auch Tees sind wirksam, und zwar aus Hauswurz, Labkraut, Ringelblumen und Brunnenkresse, die zu gleichen Teilen gemischt werden. Ein Eßlöffel dieser Mischung wird einem Viertelliter kaltem Wasser beigegeben, dann kurz aufkochen und ziehen lassen und tagsüber bei abnehmendem Mond trinken. (Der Kropf nimmt nur bei abnehmendem Mond ab!)
Wirkungsvoll sind auch blutkreislauffördernde kalte Fußbäder,

Vollbäder (15 Minuten) mit abgekochtem Fichtenreisig und abschließenden kalten Duschen, abreiben und zu Bett gehen. Auch die tägliche Einnahme von 2 Eßlöffeln Olivenöl oder Johanniskrautöl ist ein bewährtes Kropfmittel.
Sollte eine Kropfoperation notwendig werden, so ist unbedingt darauf zu achten, daß die Operation nur bei abnehmendem Mond durchgeführt wird, weil es ansonsten erfahrungsgemäß zu Neubildungen kommt.
Bei Mädchen und Frauen zeigt es sich immer wieder, daß Eierstock-, Eileiter- und andere Unterleibserkrankungen auch als Ursache von Kropfbildungen in Frage kommen.
Im Frühling sollte möglichst viel Bach- und Brunnenkresse gegessen werden.

Leberleiden

Als Regulant des Chemiehaushaltes unseres Körpers ist die Leber von ungeheurer Wichtigkeit für den Gesamtorganismus. Als größte der zum Verdauungs- und Stoffwechselapparat gehörenden Drüsen hat die Leber weit über 100 verschiedene Funktionen zu erfüllen, so daß die Bezeichnung „Chemische Fabrik des Körpers" wohl nicht übertrieben erscheint. Es ist deshalb einleuchtend, daß sich Schädigungen der Leber, die zwangsläufig diverse Funktionsstörungen zur Folge haben, sich auf den ganzen Körper verheerend auswirken können. Um derartigen Schädigungen vorzubeugen, muß auf die Zufuhr der richtigen Rohstoffe geachtet werden, müssen Vergiftungen und unnötige Belastungen verhindert und schließlich die Abfuhr von schädlichen Rückständen gewährleistet sein.
Der Vergleich mit einer Fabrik drängt sich tatsächlich auf: Wird eine Fabrik nicht mit den nötigen Rohstoffen beliefert, muß die Produktion eingestellt werden. Werden unrichtige und schädliche Bestandteile unter das benötigte Rohmaterial gemischt, leidet die Qualität der Produktion, und werden anfallende schädliche Giftstoffe nicht vernichtet, kommt es zu katastrophalen Umweltzerstörungen . . . Wir können jeden Tag von derartigen Vorkommnissen lesen.
Im Körper geschieht genau das gleiche. Es versteht sich von selbst, daß deshalb einer gesunden Ernährung sowie einer regel-

mäßigen Verdauung allergrößte Wichtigkeit zukommt. Wie viele Menschen muten ihrem Körper ständig ungeheuerliche Belastungen zu und wundern sich dann, wenn der Körper streikt, woher ihre „plötzliche“ Erkrankung kommt. Sicherlich ist die Natur sehr anpassungsfähig und wird auch mit geänderten Bedingungen fertig, doch benötigt sie dafür Zeit, viel Zeit. Ein kurzes Menschenleben reicht dafür nicht aus.
Die Lebens- und Ernährungsweise vieler Menschen spottet Albert Schweitzers Forderung nach „Ehrfurcht vor dem Leben“. Es genügt nicht, kein fremdes Leben zu vernichten, man muß auch das eigene Leben zu erhalten trachten. Die heutige Lebensweise ist Selbstmord mit Messer und Gabel. Aus Leichtsinn, Schwäche und Unwissenheit essen und trinken sich viele Menschen krank und kommen erst zur Besinnung, wenn bereits Schädigungen des Körpers erfolgt sind und schwere Erkrankungen auftreten. Ich glaube, daß auf unserer übervölkerten Erde viel mehr Menschen an Überernährung zugrunde gehen als an Hunger. Bei vernünftiger Ernährungsweise und einer gerechteren Verteilung der auf der Erde produzierten Nahrungsmittel könnten nicht nur der Hunger, sondern auch die Krankheiten wirksam bekämpft werden.
In einer Leberdiät sollten fett- und eiweißreiche Speisen Mangelware sein. Also Fleisch, Mehlspeisen, Wurst, Geräuchertes, Vollmilch, Eier und blähende Speisen nur selten auf den Tisch kommen lassen. Dagegen müßte wesentlich mehr Rohkost gegessen werden, also frisches Obst, Gemüse, Blattgrün und Säfte. Rohkost liefert dem Körper nicht nur wichtige Aufbaustoffe, sondern fördert auch eine regelmäßige Verdauung. Bei Verdauungsstörungen sollten keine chemischen Abführmittel verwendet werden, sondern Tees aus natürlichen Kräutern. Doch bei reichlichem Genuß von Rohkost wird es kaum zu Verdauungsbeschwerden kommen.
Zur eventuellen Anregung kann Karlsbader Marienbrunnen oder Haarlemer Öl verwendet werden. Ersteres sollte täglich morgens vor dem Frühstück und vom Haarlemer Öl täglich dreimal 10 bis 15 Tropfen in etwas Wasser genommen werden.
Ein besonderes Kapitel bei den Lebererkrankungen ist der Alkohol. Neben anderen Organen sind besonders das Gehirn und die Leber durch die leider immer mehr um sich greifende Trunksucht gefährdet. Es sollte vielleicht einmal gesagt werden, daß dieses

Übel ein spezifisches der weißen Rasse ist. Wenn Alkohol auch anderen Rassen und Völkern bekannt ist, so spielten alkoholische Getränke vor der Eroberung durch die Europäer nirgends eine Rolle. Leider änderte sich dies sehr rasch. Die Eroberer setzten den Alkohol vielfach ganz bewußt als Waffe ein, um den Widerstandswillen und die Moral der unterjochten Naturvölker zu untergraben und zu brechen. Was umso leichter war, als diese Menschen die verheerenden Wirkungen des Alkohols ja nicht kannten. Ehedem wehrhafte Stämme wurden durch die rasch fortschreitende Demoralisierung durch das „Feuerwasser" zu wehrlosen Opfern der Ausbeuter. Ernsthafte Bemühungen der Vereinigten Staaten von Amerika, des Lasters durch totale „Trokkenlegung", das heißt Verbot von Erzeugung, Vertrieb, Ausschank und Erwerb von Spirituosen, Herr zu werden, scheiterten kläglich. Unterweltsbanden witterten das große Geschäft, und eine ungeheure Welle von Kriminalität überflutete das Land. Die Regierung sah schließlich keinen anderen Ausweg mehr, als die Prohibition (Alkoholverbot) wieder aufzuheben. In Schweden war es nicht anders.

Der Preis, den ein Volk für die Trinker unter ihm zu zahlen hat, sei es an Volksgesundheit oder Volksvermögen, ist ungeheuer hoch. Werden schon für den Konsum von Alkohol Milliarden ausgegeben, so übersteigen die Kosten für dadurch entstandene Schäden an der Gesundheit diese Beträge noch um ein Vielfaches . . . Die Behandlung von Lebererkrankungen bei Alkoholikern ist nicht zuletzt deshalb so schwierig, weil diese durch die alkoholbedingte Zerstörung ihrer Willenskraft meist nicht mehr in der Lage sind, ihre Sucht nach Alkohol wirksam zu bekämpfen. Und nur völlige Abstinenz böte ihnen eine gewisse Heilungschance.

Eine immer unterschätzte Ursache von Leberstörungen ist das Tragen von zu enger Kleidung, insbesondere von Hosen, deren Gürtel viel zu eng um die Taille gespannt wird. Dadurch wird die Leber abgeschnürt. Kommt es dann zu Stauungen und Schmerzen, wird nur zu oft die Ursache ganz woanders gesucht und eine Behandlung erfolglos bleiben.

Bei Erkrankungen der Leber ist immer der Arzt dafür zuständig. Darüber hinaus gibt es jedoch eine Reihe von naturheilkundlichen Maßnahmen, die Erkrankungen vorbeugen oder auch erhebliche Linderungen bewirken können.

Ableitend sind warme Salzwasserwickel auf die Lebergegend. Desgleichen Topfenwickel mit dicker Auflage, die bis zu 4 Stunden auf der Leber bleiben. Man kann auch ein zusammengelegtes, in kaltes Wasser getauchtes Leintuch um den Leib wickeln und dann das Bett aufsuchen. Alle zwei Stunden muß der Wickel erneuert werden. Man wird dabei feststellen, daß sich das Tuch braun verfärbt hat. Das zeigt, daß durch den Wickel viele Giftstoffe durch die Haut aus dem Körper gezogen werden.
Zinnkrautteeumschläge auf die Leber leiten Wasseransammlungen in dieser ab.
Einreibungen mit Baumöl, Leinöl, Heublumenumschläge oder Essigwasserumschläge auf die Leber wirken reinigend und bringen so große Erleichterung. Auch ein Glas Wasser, dem einige Tropfen Balsam oder Wermut beigefügt wurden, wirkt auf die Leber belebend und reinigend, wenn dies täglich morgens getrunken wird. Gesalzene, rohe Tomaten gelten als Heilmittel für die Leber, genau wie Sauer- oder Buttermilch. Vollmilch hingegen sollte gemieden werden.
Wichtig für die Leber sind die Bitterstoffe, die in Lebertees enthalten sind. Zu bevorzugen ist hier der Schöllkrauttee. Man gibt 5 Gramm Schöllkraut in einen Viertelliter Wasser, läßt aufkochen und trinkt täglich dreimal eine Tasse davon in kleinen Schlucken. Andere Lebertees bereitet man aus Faulbaumrinde, Seifenkraut, Zinnkraut, Bibernellwurzeln, Pfefferminze, Schafgarbe, Löwenzahn, Zichoriblättern und Erdrauchblättern.
Wichtig für Leberkranke sind viel Bewegung in frischer Luft und regelmäßige Kaltwaschungen von Rücken, Bauch und Beinen.
Wenn bei älteren Menschen Leberflecken auftreten, helfen dagegen tägliche Einreibungen mit Zitronensaft, Waschungen mit einem Absud von Petersilienwurzeln oder Meerrettichextrakt. Dazu werden Meerrettiche in Essig angesetzt, in die Sonne gestellt und nach einigen Tagen die Leberflecken damit gewaschen. Auch Tees aus Löwenzahn, Tausendguldenkraut, Schöllkraut oder Schlehdornblüten sind wirksame Mittel gegen Leberflekken.
Alle Leberkuren sind durch eine entsprechende Leberdiät zu unterstützen.

Lungenentzündung

Die Schulmedizin hat diese früher gefährliche Erkrankung heute ziemlich sicher im Griff. Dennoch soll ein altes Hausmittel Erwähnung finden:
Handwarmer Topfen wird auf die ganze Brust gelegt, desgleichen auf die Fußsohlen gebunden. Anschließend soll der Saft geriebener, roher roter Rüben gläschenweise getrunken werden. Das Fieber wird daraufhin sofort fallen.

Magenbeschwerden

Die häufigsten Magenbeschwerden werden durch Verkühlungen ausgelöst. Sei es durch den Genuß von zu kalten Getränken, besonders solcher, die direkt dem Kühlschrank entnommen wurden, durch Speiseeis, durch das Trinken von kaltem Wasser oder anderer kalter Flüssigkeiten bei großer Hitze usw. Hier ist oft nicht nur eine Verkühlung der Magennerven und Magenschleimhäute die Folge, sondern auch die berüchtigte Gastritis. Zu unterscheiden sind verschiedene Formen von Gastritis: Säuregastritis, Verkühlungsgastritis, Begleitgastritis, Stumpfgastritis und nicht zuletzt die nervöse Gastritis. Eine Gastritis, die durch eingangs erwähnte Verkühlungen herrührt, zeigt sich in einem unangenehmen Völlegefühl nach jedem Essen und Trinken, verbunden mit Aufstoßen oder Sodbrennen, Kopfschmerzen, Mundgeruch, fallweise auch Stuhlverstopfung und manchmal im Auftreten von Hämorrhoiden. Hier sollte ein Magentee getrunken werden, und zwar jede Stunde ein Eßlöffel voll. Geeignet sind dafür Wermut, Schafgarbe, Brennesseln oder Salbeitee. Wichtig ist, den Magentee stets lauwarm zu trinken. Natürlich ist auch eine gewisse Diät einzuhalten, bei der besonders Schweinefleisch und geräucherte Fleisch- und Wurstwaren verboten sind. Wichtig ist es auch, immer nur kleine Mahlzeiten zu sich zu nehmen und dafür öfters. Kalte Getränke sind selbstverständlich absolut untersagt.
Morgens sollte ein Eßlöffel voll Leinsamen in Magermilch aufgekocht und getrunken werden. Abends ein Absud von Kartoffelwasser, das ist das Wasser, das beim Kochen von Salzkartoffeln übrigbleibt.

Bei Magenübersäuerung sind frisches Brot, frische Germspeisen, Zitrusfrüchte, Beerenobst, Kompotte, Bohnenkaffee und Wein zu meiden.
Der Pepsinmangel (Magenuntersäuerung) ist oft eine Folge von nervösen Magenleiden, dauernder einseitiger oder zu trockener Nahrung oder von Zwölffingerdarm- oder Magenoperationen. Dadurch werden bis zu zwei Drittel des Magens amputiert. Entfernt werden dadurch auch zwangsläufig Pepsin produzierende Drüsen, wodurch der übrigbleibende Magenstumpf zuwenig oder gar keine Magensäure erhält. Das dadurch bedingte Einnehmen von Pepsinersatzmitteln wirkt sich im Laufe der Zeit sehr nachteilig auf den Gesamtstoffwechsel aus. Gelenksleiden, trockene Haut und Nierenstörungen sind oft die Folge davon.
Zur Anregung der noch verbliebenen Pepsindrüse durch natürliche Substanzen werden besser Mittel aus der größten Apotheke der Erde, der Natur, verwendet. Im Vordergrund stehen hier Wurzeln von Enzian, Alant und Kalmus sowie eine Teemischung aus Eibischwurzeln, Enzianwurzeln, Ehrenpreis, Tausendguldenkraut, Kümmel und Wermut. Hier sind auch Wein und Bohnenkaffee zu empfehlen, jedoch nicht in großen Mengen; desgleichen Beeren, Beerenobst und Zitrusfrüchte.
Gewöhnliche Magenbeschwerden sind in gleicher Weise zu kurieren. Man verwendet auch die gleichen Magentees.

Magenkrampf

Ein hervorragendes Mittel gegen Magenkrampf ist in Milch abgekochte Anserine, die abgeseiht und mehrmals pro Tag in kleinen Schlucken getrunken wird. Lindernd sind auch heiße Wickel mit Kamillentee. Kamillen- oder auch Melissentee kann gleichzeitig mit oben erwähnter Milch getrunken werden.
Bei einem Überschuß von Magensäure sollen Salbeitee, gemahlener Leinsamen und Brennesseltee öfters pro Tag in kleinen Schlucken getrunken werden. Auch das Kauen von drei bis vier Mandelkernen zwei- bis dreimal pro Tag ist hilfreich, ebenso Mineralwasser mit Milch.
Ein Magenkrampf entsteht durch eine überhöhte Reizbarkeit der Magennerven und ist daher meist nervöser Natur. Hervorgerufen durch Streß, Nachtarbeit, Schlafmangel und Aufregungen. An-

dere Ursachen von Magenkrämpfen sind Bleichsucht, Hysterie, Hämorrhoiden, Regelstörungen oder auch Überfüllung der Blutgefäße des Magens. Durch übermäßigen Genuß von Schnaps, Likör u. dgl. kann es ebenfalls zu Magenkrämpfen kommen. Ich konnte immer wieder beobachten, daß Menschen mit sitzender Beschäftigung anfälliger für Magenkrämpfe sind als solche, deren Beruf oder Beschäftigung mehr Bewegung erfordert.
Magenkrämpfe können auch durch das Einatmen giftiger chemischer Substanzen, z. B. bei Chemiearbeitern, Malern, Anstreichern, Mechanikern und Landwirten, die chemische Gifte auf ihre Kulturen versprühen, hervorgerufen werden. Auch die sofortige Arbeitsaufnahme mit vollem Magen nach den Mahlzeiten hat oft Magenkrämpfe zur Folge. Auch der Genuß von Bohnenkaffee, Alkohol und Nikotin, der oftmals eine Mahlzeit ersetzen soll, kann zu Magenkrämpfen und nervösem Magenleiden führen.
Bei eher nervösen Magenkrämpfen helfen außer Kamillentee in Milch gekochte Anserine, Melissentee oder -tropfen.

Magengeschwüre

Hauptursache von Magengeschwüren sind hastiges Essen, damit verbundenes schlechtes, mangelhaftes Kauen, Genuß von zu heißen Speisen, kalte Getränke, unregelmäßige Mahlzeiten, unregelmäßiger Schlaf, Aufregungen, fortgesetzter Ärger (Ehekrisen) und übermäßiger Alkoholgenuß.
Eines der ersten Symptome eines Magengeschwüres ist das Gefühl von Druck oder Schwere im Magen, Erbrechen oder saures Aufstoßen. Im fortgeschrittenen Stadium sind Magenblutungen das sicherste Anzeichen eines bestehenden Magengeschwüres. Röntgenaufnahmen schaffen Klarheit über Sitz, Größe und Reifezustand eines bestehenden Geschwüres.
Ist ein Geschwür erst einmal festgestellt, muß Magenschonkost verordnet werden. Diese besteht aus möglichst reizloser Kost und in der Vermeidung von kalten Getränken, Eis, Spirituosen, Bohnenkaffee, Schweinefleisch.
Es ist außerdem empfehlenswert, immer nur kleine Portionen zu sich zu nehmen und dafür entsprechend mehr Mahlzeiten am Tage einzuhalten. Besonders wichtig ist langsames und bedächti-

ges Kauen, damit der zerkleinerte Nahrungsbrei gut eingespeichelt wird. Unarten wie lesen während des Essens oder fernsehen sind tunlichst zu unterlassen. Man soll sich während einer Mahlzeit ausschließlich mit dieser befassen. Sehr wichtig ist genügend Schlaf, wobei jener vor Mitternacht eher zur Gesundung und Ausheilung beiträgt. Auch warme Kompressen sind der Genesung zuträglich.
Bei Magenblutungen sind Hamamelis-Extrakte das Mittel schlechthin. Bei Anwendung derselben sind kalte Umschläge auf die Magengegend bis zum Aufhören der Blutung empfehlenswert. Gleichzeitig kann Eiweißwasser oder kalte Milch in kleinen Schlucken (bis zu einem Liter pro Tag) als einzige Nahrung gereicht werden. Nach drei bis vier Tagen kann dann langsam auf dünnen Hafer-, Reis- oder Grießbrei, etwas Fleischbrühe mit Ei oder gequirlte Eier übergegangen werden. Dies etwa für zwei Wochen. Später sind auch weiche Eier, Kalbsnieren und andere leichtverdauliche Speisen wieder möglich.
Heilend wirkt bei Magengeschwüren und Zwölffingerdarmgeschwüren dreimal täglich eine Tasse Leinsamentee, der jeweils vor den Mahlzeiten getrunken werden soll. Bei Brechreiz ist dreimal täglich eine Tasse Pfefferminztee, jeweils eine Stunde nach den Mahlzeiten, hilfreich.
Bei heftigen Schmerzen sollte täglich dreimal eine Tasse lauwarmer Schöllkrauttee in kleinen Schlucken getrunken werden, oder eine Teemischung aus Kamille, Eibischwurzeln, Benediktenkraut und Tausendguldenkraut.
Anstelle von Brot sollte nur Diätzwieback gegessen werden.
Ein probates Mittel ist das Schlucken einer nackten Waldschnecke, die vorher durch Schütteln in der Hand zu einer Kugel gerollt wird.

Migräne

Migräne ist eine äußerst schmerzhafte Form des Kopfschmerzes, die meist auf eine Kopfhälfte beschränkt ist und bis zum Erbrechen von Galle führen kann. Die von Migräne Befallenen sind oft genötigt, bei geschlossenen Vorhängen und absoluter Stille tagelang das Bett zu hüten. Die Ursachen dafür können verschiedenster Art sein. So gibt es Familien, in denen die Anfälligkeit für

dieses Leiden immer wieder weitervererbt wird. Diesen bedauerlichen Fällen ist nur sehr schwer beizukommen. Andere Ursachen sind Gehirnhautreizungen, Mittelohrentzündungen, Stirnhöhleneiterungen, Angina, Folgeerscheinungen nach Operationen, Magenerkrankungen oder auch Gallenerkrankungen.
Ich möchte jedoch behaupten, daß in rund 80 Prozent der Fälle Verkühlungen im Bereich der Halswirbel für die Migräneanfälle verantwortlich sind. Dadurch werden die durchführenden Nerven, Blutbahnen und Lymphbahnen in Mitleidenschaft gezogen und die Migräne ausgelöst.
Von vielen Ärzten wird die chiropraktische Behandlung als Scharlatanerie oder als gefährlich verdonnert und abgelehnt. Es gibt jedoch bereits Tausende von Chiropraktikern und auch Ärzten, die diese Art der Heilkunst beherrschen, die alle das Gegenteil beweisen können. So genügt in vielen Fällen eine einzige chiropraktische Behandlung, um die Migräne für immer verschwinden zu lassen.
Bei großen körperlichen Dauerbelastungen kann es passieren, daß sich ein Wirbel im Laufe der Zeit wieder verschiebt. Ein erneutes Einrenken wird ein eventuelles Wiederauftreten der Anfälle beheben. Eine Unterstützung der chiropraktischen Behandlung durch Medikamente ist jedoch sicherlich am Platz.
Zu empfehlen ist das tägliche Massieren der Genickmuskulatur über die Schultern bis zum Rücken hinunter. Als Einreibemittel stehen mit Biofit oder unserer Rheumasalbe wirksame Präparate zur Verfügung.
Bei Anfällen von Migräne sollte auch auf Magen, Galle, Bauchspeicheldrüse wie auf Verdauungs- und Unterleibsbeschwerden geachtet werden. Auch frühere Nierenleiden oder Durchblutungsstörungen kommen als auslösende Faktoren für Migräne in Betracht.
Der Genuß von Nikotin und Alkohol sollte nicht nur eingeschränkt, sondern ganz unterlassen werden. Sportliche Betätigung und häufiger Aufenthalt in frischer Luft mindern die Anfälligkeit gegen dieses unangenehme Leiden.

Nachtschweiß

Außer als Nebenerscheinung mancher Krankheiten, wie z. B. Grippe, Lungenentzündung, organische Erkrankungen von Leber und Niere, kann es auch ohne erkennbare Ursache zu nächtlichen Schweißausbrüchen kommen. Dagegen helfen Körperwaschungen mit Essigwasser vor dem Schlafengehen. In hartnäkkigen Fällen wird am Abend die Haut mit Speck eingerieben und morgens mit Kampferspiritus gereinigt.
Helfend ist auch eine Teemischung aus Salbei, Walnußblättern, Zinnkraut und Baldrianwurzeln. Man übergießt zwei Löffel voll dieser Mischung mit einer Tasse heißen Wassers, läßt den Tee 10 Minuten ziehen und trinkt abends zweimal eine Tasse davon. Sollte keine baldige Besserung eintreten, muß die Ernährung etwas umgestellt werden. So dürfen abends keine üppigen Gerichte auf den Tisch kommen und scharfgewürzte Speisen, Alkohol und Bohnenkaffee müssen gemieden werden. Abwechselnd sollte am Abend Salbeitee und Melissentee getrunken und im übrigen viel Bewegung in frischer Luft gemacht werden. Auch Kneippgüsse über Unterarm und Unterschenkel und kalte Abreibungen des Rückens sind zweckmäßig.

Nagelgeschwüre

Die Naturheilkunde kennt verschiedene Mittel, um diesem unangenehmen und schmerzhaften Übel beizukommen. Die Behandlung erfolgt anfangs durch heiße Heublumen- oder Eichenrindenbäder, und zwar jeweils eine halbe Stunde lang. Nach dem Bad wird die betreffende Stelle drei Minuten lang in warmes Öl (Leinöl, Johannisöl oder Olivenöl) getaucht und anschließend mit Staubzucker bestreut und verbunden. Falls nach drei Tagen noch keine Erleichterung eingetreten ist, sollen Bäder mit Schieferöl, Fossilienöl gemacht werden und das Geschwür anschließend mit Steinöl bestrichen werden. Besonders starke Wirkung zeigt die Verwendung von Alaun. Man badet das Geschwür in Alaunwasser und bindet anschließend einen mit Alaunwasser getränkten Verband darüber.
Weitere Möglichkeiten sind Sauerteigumschläge oder Lehmwikkel über Nacht.

Zusätzlich sollte Blutreinigungstee getrunken werden und darüber hinaus täglich ein Eßlöffel voll Germ (Bierhefe) eingenommen und mit etwas Wasser nachgespült werden.

Nasenbluten

Außer durch verletzungsbedingte Blutungen kann es auch zu plötzlich auftretendem, scheinbar grundlosem Nasenbluten kommen.
Durch erhöhten Blutandrang in die Gefäße der Nasenschleimhaut oder Dünnwandigkeit der Gefäßwände oder auch beides zugleich kann es leicht zu Blutungen kommen. Dieser abnorme Blutandrang kann durch verschiedene Umstände ausgelöst werden, so z. B. durch kalte Füße, Lungen- oder Herzstörungen, Milzgeschwülste, Skorbut oder auch durch Unterdrückung anderer Blutungen (Menstruation, Hämorrhoiden).
In erster Linie gilt es natürlich, den Blutandrang nach oben einzudämmen. Dazu werden die Arme hochgehalten und kalte Kompressen oder Eisauflagen auf die Stirne, die Nase oder das Genick gemacht. Zusätzlich wird entweder Essigwasser oder Arnikatinktur oder Arnikatee in die Nase aufgesogen. Enganliegende Kleidung, besonders am Hals, muß gelockert bzw. geöffnet werden. Wirkungsvoll ist auch das Festhalten eines Geldstückes in der linken Hand, die unter größtmöglicher Druckerzeugung zur Faust geballt wird. Der Preßdruck der Faust auf das Geldstück sollte einige Minuten dauern.
Ratsam sind auch kurze, kalte Abreibungen der Hände, Füße und des Rückens. Auf den Rücken darf sich der Blutende nicht legen, damit kein Blut in die Rachenhöhle absickern und solcherart Hustenreiz oder Erstickungsgefahren auslösen kann.
Kommt es öfters zu derartigen Blutungen, müssen Bohnenkaffee, Schwarztee, Alkohol und Nikotin abgesetzt werden.
Zur Vorbeugung gegen Wiederholungen dieses lästigen Leidens sind kreislauffördernde Mittel oder Kreislauftees angebracht. Vorbeugend wirken auch Hautreizungen durch trockenes Bürsten der Haut, abendliche kalte Fußbäder (5 Minuten), wobei man anschließend dicke wollene Strümpfe und Schuhe anziehen und eine Viertelstunde lang umherlaufen sollte, ehe man das Bett aufsucht.

Vorsicht ist bei Kindern geboten, besonders bei etwas bleichsüchtigen. Kommt das Nasenbluten öfters vor, sollten ärztliche Untersuchungen im Hinblick auf Blutarmut oder Anämie veranlaßt werden. Dessenungeachtet kann vorbeugend Fenchel in Milch gekocht und nach dem Abkühlen dem kleinen Patienten jede Stunde einmal ein Eßlöffel voll davon eingegeben werden. Diese einfache, aber heilsame Kur wird zweckmäßig längere Zeit hindurch fortgesetzt.
Helfend ist auch eine Teemischung aus Eichenrinden, Arnika, Hirtentäschel, Pfefferminz und Gallwurz; Blutwurzen- oder Arnikatee oder aber Essigwasser oder Salzwasser durch die Nase ziehen. Die Einnahme von gestoßenen oder gemahlenen Eierschalen wirkt dem Nasenbluten entgegen.

Nasengeschwulst

Die Ursachen können sowohl äußerlich durch Verletzungen oder innerlich durch Entzündungen, Infektionen, Medikamentenmißbrauch, Völlerei, Magenverstimmungen, Verstopfung, Hämorrhoiden und Trunksucht zu finden sein.
Ist die Ursache Gewalteinwirkung von außen durch Stoß, Schlag oder Fall, so ist die Arnikatinktur unersetzlich. Man reibt damit mehrmals am Tage die malträtierte Nase ein. Auch innerlich ist Arnika heilsam, und deshalb sollten gleichzeitig zweimal täglich 10 Tropfen Arnika mit einem Eßlöffel voll Wasser oder auf einem Stück Zucker eingenommen werden.
Ist die Geschwulst rot entzündet, schmerzhaft und eventuell auch eiternd, so ist eine homöopathische Behandlung notwendig. Auch Hamamelissalbe, Ringelblumen- und Beinwellsalbe tun hier gute Dienste.
Ist die Nasenrötung mit pickelartigem Ausschlag verbunden, so kann dies die Folge einer Magenverstimmung sein (Gastritis, Magenübersäuerung), und das Übel ist daher nur durch eine Magenbehandlung zu besiegen.
Bei der sogenannten Kupfernase durch chronischen Alkoholmißbrauch ist eine Behandlung sehr schwierig, weil Trinker nur schwer von ihrer Sucht abzubringen sind und ohne völlige Abstinenz eine Behandlung illusorisch ist.

In allen Fällen jedoch ist eine Blutreinigung unbedingt zu empfehlen, desgleichen kreislauffördernde Mittel. Heilend sind Auflagen von Kohlblättern oder Huflattichblättern. Wirksam sind auch Einreibungen mit einer selbstgemixten Salbe aus Ziegenfett, Arnika, Bockshornklee, etwas Kampferpulver oder -spiritus, einem Eiklar und einer Messerspitze Rotmennig.

Nasenpolypen

Heutzutage werden Polypen meist operativ entfernt, doch ist der Erfolg leider manchmal nur vorübergehender Natur, da in vielen Fällen die Polypen wiederkommen. Die Homöopathie hat hier ganz hervorragende Ergebnisse aufzuweisen, doch wollen wir uns hier in erster Linie mit unseren Hausmitteln befassen, die auch recht erfolgreich sein können.

Vordringlich ist die Reinigung der Nasenschleimhäute, die entweder mit Arnikaöl oder Terpentinöl vorgenommen wird. Die Reinigung sollte mindestens dreimal täglich erfolgen. Ein weiteres Mittel ist Alaun, doch ist dabei gewisse Vorsicht am Platz. Sehr heilsam ist Murmeltierfett. Dieses wird morgens und abends innen auf die Schleimhäute getupft. Einmal am Tage sollte die Nase auch äußerlich mit Murmeltierfett eingerieben werden. Murmeltierfett ist in der Lage, die Schleimhäute und die Geschwülste wieder weich zu machen, wohingegen Terpentin und Alaun die Polypen sozusagen abbrennen.

Wirksam ist auch das Aufziehen von Salzwasser in die Nase, doch muß anschließend mit Johanniskrautöl nachbehandelt werden. Diese Prozedur bringt nicht nur rasche Erleichterung, sondern bewirkt auch ein allmähliches Verkümmern der Polypen.

Zusätzlich sollten kreislauffördernde Kaltwaschungen der Gliedmaßen sowie kurze, kalte Auflagen im Genick gemacht werden. Abends sechs Minuten lang warme Fußbäder mit Arnikatee bewirken ein übriges.

Während der Behandlungszeit sollte auch reichlich Tee getrunken werden. In Frage kommen dafür Eichenrinden-, Gallwurz-, Arnika-, Fenchel- und Zinnkrauttee.

Nervenleiden

Die Nervenleiden wollen wir hier nur insoweit besprechen, als diese einer Behandlung oder Einflußnahme durch Menschen aus der Umgebung des Patienten zugänglich sind. Für hier nicht erwähnte Krankheitsbilder ist ausschließlich der Arzt zuständig.
Unter den nervlich bedingten Erkrankungen und Leiden nehmen die Gemütskrankheiten einen großen Platz ein. Sie stellen einen Zustand körperlicher oder geistiger Übererregbarkeit dar, der durch stimulierende Genußmittel wie Kaffee, Alkohol und Nikotin u. a. m. nur scheinbar zeitweise überwunden, in Wahrheit jedoch verschlimmert wird. Dazu kommt häufig auch noch eine falsche Lebensweise durch zuwenig Schlaf, Isolation (von der wohl in der Hauptsache, aber keinesfalls ausschließlich alte Menschen betroffen werden) und mannigfache Streßsituationen, denen der Mensch unserer rastlosen Zeit oft hilflos ausgeliefert ist.
So ist Hysterie sicherlich auf seelisches Versagen zurückzuführen. Durch ein Mißverhältnis von Leistungsfähigkeit und Anforderungen (die allerdings nur zu oft nicht von außen an den Betreffenden gestellt werden, sondern von diesem selbst durch übersteigerte Erfolgsvorstellungen) kommt es zu seelischen oder auch körperlichen Streßsituationen, denen nicht jeder Mensch gewachsen ist. Der Betreffende versucht nun – bewußt oder auch unbewußt –, durch Vortäuschung von Zuständen oder Krankheiten das Interesse oder Mitgefühl seiner Mitmenschen auf sich zu richten oder sein Versagen mit erfundenen Krankheiten zu rechtfertigen. Erlahmt durch zu oftmaliges Wiederholen seiner Leidensgeschichten dann das Interesse seiner Gesprächspartner, kommt es dann häufig zu immer unglaubwürdigeren Eskalationen seiner Zustandsberichte. Das Ergebnis ist dann ein weiteres Nachlassen des Interesses für seine Person, wodurch seine Erregung neuerlich aufgeschaukelt und so zur Hysterie wird. Doch, wie schon erwähnt, spielt auch das Unterbewußtsein dabei eine wesentliche Rolle, so daß ein Hysteriker oft für sein Verhalten nicht verantwortlich gemacht werden kann.
Der Hypochonder hingegen ist durch seine übersteigerte Ängstlichkeit in bezug auf seinen Gesundheitszustand oft tatsächlich gezeichnet. Er glaubt, ständig Symptome aller möglichen Krankheiten bei sich zu entdecken und kann dadurch oft zu einem menschlichen Häufchen Elend werden.

Ein besonderes Kapitel ist die Neurasthenie. Doch ist echte Neurasthenie relativ selten. Die meisten der als Neurasthenie gedeuteten Erscheinungsbilder beruhen auf Neurosen oder Krankheiten des Nervensystems. Der Neurastheniker ist durch Raubbau am eigenen Körper (Überanstrengung, Suchtgifte wie Kaffee, Alkohol, Nikotin, dauerndes Schlafunterbrechen, ständige Überforderungen durch angenommene oder tatsächliche Normen der Leistungsgesellschaft, durch nervliche Überbeanspruchung im Straßenverkehr, am Arbeitsplatz oder in der Familie) in einem permanenten Erschöpfungszustand. Der sowohl körperlich als auch geistig stets in Grenzbereichen sich Bewegende ist dementsprechend schnell erregbar und gereizt. Auf den Bedauernswerten wird häufig eine Unmenge von Nervenmitteln losgelassen, die vielfach den ohnehin geschwächten Körper noch zusätzlich vergiften. Meist fehlt dem Kranken auch die Kraft, sich dagegen zu wehren, und es kommt deshalb häufig zu einer Medikamentensucht, der nur schwer wirksam beizukommen ist. Bei der Behandlung muß versucht werden, durch behutsames und einfühlendes Zureden das Vertrauen des Patienten zu gewinnen und in weiterer Folge dessen eigenes „Ich" wieder aufzubauen. Anstelle der chemischen Präparate sollen allmählich natürliche Heilmittel treten, die allein in der Lage sind, den geschwächten Körper zur eigenen Regeneration anzuregen. Wir haben dazu die größte Apotheke der Welt, die Kräuter der Natur, zur Verfügung. Im Vordergrund stehen dabei das Johanniskraut, Hopfen, Kamille, Engelswurz, Baldrian und Schlüsselblume. Die Passionsblume ist in der Lage, bei Schlafstörungen die Schlaftabletten allmählich zu ersetzen.
Das durch zu viele Medikamente vergiftete Blut muß einer Blutreinigung unterzogen werden.
Ein hervorragendes Herzberuhigungsmittel ist in Weißwein angesetzter Rosmarin (40 g auf einen Liter). Die Mischung muß acht Tage lang stehen, ehe man sie verwendet. Auch Engelswurzen oder Andorn- und Beifußblätter, die in Wein angesetzt werden, sind wirksam. Man sollte davon morgens und abends je einen Eßlöffel voll zu sich nehmen.
Nicht zu vergessen Pfefferminztee und Ringelblumentee, die beide bei Blähungen von Nutzen sind. Besonders hier, weil Blähungen nach oben auf das Herz drücken und damit auch das Gemüt belasten.

Das mehrmalige Kauen von Wacholderbeeren tagsüber wirkt ungemein nervenstärkend.
Nach Zeiten großen Medikamentenkonsums sollte mindestens einmal im Monat eine dreitägige Fastenkur gemacht werden. Während dieser Zeit darf nur Tee und täglich ein Viertelliter Fruchtsaft getrunken werden. Die genossenen Speisen sollten ausgesprochen mild sein. Scharfe Gewürze, Bohnenkaffee, Schwarztee und Alkohol müssen vermieden werden.
Wichtig für den Kranken sind geduldige, einfühlsame Gesprächspartner, um allmählich wieder in ein normales Leben zurückzufinden.
In den letzten Jahrzehnten hat sich bei Neurasthenikern außer Hypnose, Suggestion und Psychotherapie auch die Akupunktur bewährt. Ein wesentliches Hilfsmittel zur Genesung ist auch die Selbstsuggestion. Sie kann manchmal schier unglaubliche Ergebnisse zeitigen.
Eine Reihe von hervorragenden Mitteln bietet die Homöopathie, doch ist es Sache des Homöopathen, die richtigen Präparate auszuwählen.
Durch eine Schwächung des Blasenschließmuskels kommt es bei alten Menschen oft zu unfreiwilligem Harnabgang. Dagegen hilft ein Trank aus 15 g Zypressenzweigen, 15 g Heidelbeeren, 15 g Galgantwurzen und einem Liter Rotwein. Die Zutaten werden mit dem Wein kurz aufgekocht und schluckweise warm getrunken.

Nervenschmerzen

Diese Zustände gehören zu den schlimmsten Schmerzempfindungen, denen ein Mensch ausgeliefert sein kann. Außer Betäubungs- und Beruhigungsmitteln wird in der Schulmedizin Vitamin B 12 mit einigem Erfolg angewandt. Auf Dauer aber kann auch dieses an sich sehr gute Präparat kaum Abhilfe schaffen.
Beruhigungstee und ableitender Blutreinigungstee wirken hier auf lange Sicht besser. Rasche Erleichterung bringen Einreibungen mit Ölen und verschiedenen Spiritusmitteln, doch am wirksamsten ist das Lehmbad. Selbst schwerste Schmerzzustände verschwinden damit innerhalb weniger Tage völlig. Dazu wird die Badewanne mit Wasser gefüllt und eine größere Menge Lehm

dazugegeben, so daß eine breiige Flüssigkeit entsteht. Man muß sechs Stunden darin verweilen, um das Lehmbad voll zur Wirkung kommen zu lassen. Bei besonders heftigen Schmerzen macht man diese sechsstündigen Lehmbäder sowohl am Morgen als auch am Abend. Nach dem Verlassen des Bades duscht man sich kurz kalt ab, und nach dem kräftigen Warmfrottieren des Körpers begibt man sich ins Bett. Während der Nacht sollte man sich einmal schnell kalt duschen und anschließend sofort wieder das warme Bett aufsuchen.
Der Lehm zieht durch die Hautporen nicht nur aufgestautes Wasser, Schlacken und Giftstoffe aus, sondern ist auch in der Lage, Spannungen der Nervensysteme abzubauen.
Im weiteren Verlauf der Behandlung sind vor dem Zubettgehen kalte Fußbäder oder auch kalte Ganzkörperwaschungen zweckmäßig. Zu achten ist auch hier wieder auf den Stuhlgang.
Viel Bewegung im Freien ist genauso notwendig wie eine entsprechende Diät (siehe unter Nervenleiden). Später sind Heublumenbäder oder auch Melissenbäder und Rosmarin mit Baldrian (fertig erhältlich) sehr geeignet, eventuelle Schmerzrudimente zum Abklingen zu bringen.

Nesselsucht

Nesselsucht ist ein meist gutartiger, plötzlich auftretender Ausschlag der Haut ohne jede Schuppenbildung. Es entstehen flache, blasse Knötchen, die manchmal von einem „Hof" umgeben sind und heftigen Juckreiz hervorrufen. Gleichzeitig mit dem Auftreten der Bläschen kommt es manchmal auch zu sogenanntem „Nesselfieber". Chronischer Nesselausschlag wird als Kriesel bezeichnet.
Auslösende Faktoren können sowohl Verletzungen der Haut, Insektenstiche, Berührungen mit Brennesseln, Löwenzahn u. a., chemische Einwirkungen auf empfindliche Haut, aber auch heftige Gemütserregungen wie Schreck, Angst und Ärger und vielfach auch der Genuß von Gurken, Erdbeeren, Pilzen, Austern, Krebsen, Fischen, Schweinefleisch, Selchfleisch und besonders auch von Konservennahrung sein. Weiters sind auch noch gärende Speisen, Würmer, Aufhören der Menstruation, Schwangerschaften und die Einnahme von gewissen Medikamenten als

Ursachen festgestellt worden. Sind Insektenstiche die Ursache, soll nach Möglichkeit sofort nasse Erde oder Lehm aufgelegt werden. Wenn dies nicht möglich ist, kann die Stichstelle auch wirksam mit Salmiakgeist, Terpentingeist oder Zitronensäure behandelt werden. Auch Auflagen von Topfen bringen raschest Erleichterung.
Innerlich verwendet, hat die Brennessel eine ganz besonders gute Wirkung. Kommt diese doch dem homöopathischen Grundprinzip „Gleiches mit Gleichem" am nächsten.
Bei großflächigem Nesselausschlag taucht man ein Leinenhemd in kaltes Essigwasser, zieht dieses über den nackten Körper und legt sich ins Bett. Warm zugedeckt, läßt man das Essigwasser zwei Stunden lang auf die Haut einwirken. Hinterher eine Minute lang kalt duschen und kräftig trockenfrottieren.
Falls schon vor Auftreten des Ausschlages Verdauungsstörungen, Verstopfung oder eventuell auch Harnschwierigkeiten bestanden haben, sind ableitende Tees notwendig.
Während des Ausschlages sind stark gewürzte Speisen, Fleisch- und Wurstwaren (insbesondere Schweinefleisch), Wein, Zitrusfrüchte und Beeren zu meiden.
In chronischen Fällen ist das Trinken von warmem Wasser sehr erfolgreich. Bei heftigem Juckreiz oder Brennen der Haut soll mit Mohnöl oder Glyzerin eingerieben werden. Sehr wirkungsvoll sind auch lauwarme Bäder mit abgekochter Weizenkleie.
Um immer wiederkehrende Anfälle zu vermeiden, tut man gut daran, die Haut durch tägliche Abreibungen mit kaltem Wasser abzuhärten. Die Zimmertemperatur soll eher kühl sein und erhitzende Getränke wie Grog, heißer Tee mit Alkohol, Rum, Glühwein usw. gemieden werden.

Neuralgien

Hier handelt es sich um Nervenschmerzen, die meist den Kopf betreffen. Hervorgerufen werden Neuralgien gewöhnlich durch Verkühlungen, schlechte Zähne oder aber auch durch Verklemmungen und Verschiebungen der Halswirbel.
Selbstverständlich ist primär die Ursache zu beseitigen, also Sanierung der Zähne und aus den Wirbeln austretende, verklemmte Nervenstränge durch chiropraktische Behandlung befreien. Frei-

lich dürfen chiropraktische Manipulationen an der Wirbelsäule nur von erfahrenen Könnern ausgeübt werden, weil sonst unter Umständen mehr Schaden als Nutzen angerichtet wird.
Andere Heilalternativen sind die Akupunktur, die Akupressur, die Ozontherapie, die Homöopathie oder auch die Fußreizzonentherapie. Lindernd wirken Einreibungen mit ätherischen Ölen, Nervensalben u. ä. Bei durch Verkühlungen hervorgerufenen Neuralgien sind Einreibungen besonders wirkungsvoll. Das Einreibemittel soll dabei vor Gebrauch leicht angewärmt werden und der Kopf anschließend mit einem wollenen Tuch warm eingehüllt werden.
Bei Nachbeschwerden sind Mundspülungen mit Kamillentee, Salbeitee oder einer Mischung aus beidem von nicht zu unterschätzender Wirkung. Außerdem sind auch Auflagen von abgekochten Kräutern (nicht den Absud, sondern die Kräutersubstanzen selbst) lindernd. Verwendet werden dazu Nelkenwurzeln, Rosmarin, Hafer, Melisse, Walnußblätter und Birkenblätter. Auflagen von Huflattichblättern oder Kohlblättern sind ihrer ableitenden Wirkung wegen sehr zu empfehlen.

Nierenleiden

Die Nieren sind als eines der wichtigsten Ausscheidungsorgane von enormer Wichtigkeit für den Gesamtorganismus. Ihre Funktionstüchtigkeit zu erhalten, gehört somit zu den vordringlichsten Aufgaben jedes einzelnen und gegebenenfalls des behandelnden Arztes.
Die Hauptaufgabe der Nieren ist die Ausscheidung von Wasser und gelösten Zersetzungsprodukten von Eiweißstoffen aus der Blutbahn sowie die Eliminierung überschüssiger Salze und Säuren (Harnsäure). Die auszuscheidenden flüssigen Stoffe gelangen aus der Niere über die Harnleiter in die Blase und werden von dort aus dem Körper ausgeschieden. Da die Nieren also den Wasser-, Eiweiß-, Säure- und Salzhaushalt des Körpers regulieren, kommt es bei allfälligen Erkrankungen oder Störungen der Nieren zu schwersten Erkrankungen, die leider nur zu oft gar nicht mit dieser Ursache in Verbindung gebracht und daher vielfach falsch behandelt werden.
Besonders anfällig sind die Nieren gegen Verkühlungen, Nässe, Infektionen, Eiterherde und Ernährungsfehler. Dies zeigt sich

besonders bei eitrigen Entzündungen, unterdrückten Krankheiten und Infektionskrankheiten wie Scharlach, Masern und Mumps. Es kann dabei zu Stauungen in den Nieren kommen, wodurch der Harnabgang behindert wird. In der Folge kann es zu Entzündungen, Grieß- oder Steinbildung kommen. Auch Medikamentenmißbrauch und reichliches Einnehmen von Pulvern und Tabletten hat eine Ansammlung von Arsen, Phosphaten, Karbolsäure, Benzol zur Folge und bewirkt die Ablagerung von Sedimenten und Verstopfung der Nierentrichter. Durch Stauungen in den Nieren kommt es zu heftigen Kreuz- und Rückenschmerzen, Kopfschmerzen, Brechreiz, vermindertem Harnabgang, Fieber, Schwellungen der Augenlider, der Hand- und Fußgelenke, Völlegefühl im Bauch, zu Krämpfen und Koliken. Letztere gehören zu den schlimmsten Schmerzzuständen, denen ein Mensch ausgeliefert sein kann.
Bei Nierenschmerzen und Erkältungen der Niere macht man sofort heiße Wickel mit Kamillen- oder Zinnkrauttee, die man alle 10 Minuten wechselt und immer so heiß als verträglich frisch auflegt. Diese Prozedur soll mindestens ein bis zwei Stunden hindurch fortgesetzt werden. Daran anschließend drei Stunden lang warmen, fetten Topfen auflegen und während der Nacht immer eine warme Binde um den Nierenbereich legen.
Analog dazu sollte in Abständen von einer Stunde warmer Zinnkrauttee oder Hagebuttentee getrunken werden. Sind die Beschwerden nicht in wenigen Tagen verschwunden, muß die gleiche Prozedur noch ein- bis zweimal wiederholt werden. Dabei sollten dann die Beine mit Reizmitteln wie Alkohol, Arnikatinktur oder Franzbranntwein eingerieben und anschließend warme Tücher umgebunden werden. Um das Ansteigen des Blutdrucks und damit Kopfschmerzen zu unterbinden, ist es geboten, kalte Kopfumschläge zu machen.
Bei Nierenentzündungen werden zwei Stunden lang Topfenauflagen auf die Nierengegend gemacht und anschließend vier Stunden lang Zwiebelscheiben aufgelegt, die vorher leicht angewärmt werden sollen, um die Wirksamkeit zu erhöhen. Nach den Zwiebelscheiben wiederum zwei Stunden hindurch Topfen auflegen. Jede Stunde einmal soll eine Tasse Zinnkrauttee getrunken werden. Selbstverständlich gehört der Kranke ins Bett, wobei die Füße warm und der Kopf kalt gehalten werden sollen. Bei Herzschwäche ist mit Baldriantropfen oder einem anderen Herzmittel

das Herz zu unterstützen. In den meisten Fällen werden die Beschwerden nach wenigen Stunden abklingen.
Die Nierenbeckenentzündung entsteht meist durch Infektion bei Blasenentzündung und Harnleiterentzündung oder aber durch den Darm über die Lymphbahnen. Auch Durchnässung oder Erkältungen lösen oftmals eine Nierenbeckenentzündung aus.
Die Behandlung ist dieselbe wie vorher, jedoch wird der Ausgangspunkt (Blase, Harnleiter) ebenfalls in der gleichen Weise mitbehandelt.
Die chronische Nierenentzündung manifestiert sich durch Appetitlosigkeit, Gedächtnisschwund, Müdigkeit, schlechten Mundgeruch, gedunsenes Gesicht, blasse Hautfarbe und Bluthochdruck. Auch Atembeschwerden treten dabei auf. Die Krankheit tritt häufig in Schüben auf und kann sich jahrelang hinziehen. Dabei werden die Gewebe der Niere durch jeden Schub erneut geschädigt und die Tätigkeit der Nieren weiter vermindert.

Nierensteine

Die Veranlagung zu Steinbildungen der Nieren ist auch vererbbar. Dies ist die allgemeine Lehrmeinung und schwer zu widerlegen. Trotzdem stellt sich mir immer wieder die Frage, ob es nicht vielmehr die Ernährungsgewohnheiten sind, die weitergegeben werden. Das Essen, das die Mutter ihrem Kinde zubereitet, prägt dessen Geschmacksrichtung und Vorliebe für gewisse Speisen. Wie viele junge Ehefrauen haben sich nicht schon bitter darüber beklagt, daß ihr Mann die Küche seiner Mutter der ihren vorzieht.
Da Steinbildung in der Niere zum großen Teil ernährungsbedingt ist, scheint es logisch und zwangsläufig, daß, wenn die Mutter schon an Nierensteinen zu leiden hatte, auch ihre Kinder, die die gleiche Geschmacksrichtung von ihr übernommen haben, „steinreich“ werden.
Das beste Mittel, die Bildung von Nierensteinen zu verhindern, ist eine entsprechende Ernährung. Lange Zeit hindurch waren in allen Nierendiätvorschriften Salz und Pfeffer strengstens verpönt. Ich halte dies für völlig falsch. Wie schon an anderer Stelle

erwähnt, regen Salz und Pfeffer die Blutzirkulation der Nebennieren ungemein an. Dadurch kommt es zu einer wesentlich besseren Durchblutung und damit verbundenen Ausscheidung von Schadstoffen. Außerdem wird durch Salz und Pfeffer das Durstgefühl stark vermehrt. Die daraus resultierende gesteigerte Getränkeaufnahme vergrößert naturgemäß den Flüssigkeitsdurchlauf durch die Niere, was wiederum eine verstärkte Ausschwemmung von sich ansonsten in der Niere ablagernden Uraten, Oxalaten usw. zur Folge hat. Ehe es zu Grieß- und Steinbildungen kommen kann, werden die Baustoffe bereits aus dem Körper ausgeschwemmt. Daher bin ich der Ansicht, daß Nierenleiden oft deshalb so schwer heilbar waren und häufig einen letalen Ausgang nahmen, weil so wichtige Stoffe wie Salz und Pfeffer dem Kranken verwehrt waren.
In neuerer Zeit haben wissenschaftliche Forschungen die Wichtigkeit von Salz und Pfeffer nachdrücklich bewiesen. Doch bis eine viele Jahrzehnte alte Fehlmeinung einer besseren Erkenntnis Platz macht, muß anscheinend noch geraume Zeit vergehen.
Nierensteine bestehen entweder aus Uraten oder Oxalaten. Daher muß bei der individuellen Diätzusammenstellung auf diesen Umstand Rücksicht genommen werden. Hat sich in der Niere ein Stein gebildet, so versucht der Organismus, diesen wieder loszuwerden. Falls der Stein nicht schon zu groß ist, gelangt er durch den Harnleiter in die Blase und wird von dort ausgeschwemmt. Es kommt jedoch häufig vor, daß der Stein, besonders wenn es sich um Oxalatsteine handelt (die im Gegensatz zu den Uratsteinen eine eckige, kristalline Form haben), im Harnleiter steckenbleibt. Der Urin kann dann nicht mehr oder nur stark vermindert abfließen, und es kommt zu Harnstauungen in der Niere. Dadurch werden dann die gefürchteten Nierenkoliken ausgelöst. Vielfach wird der Stein dann operativ entfernt, was aber unter Umständen langwierige Infektionen der Harnwege zur Folge haben kann. Ehe man sich daher zur Operation entschließt, sollte unbedingt ein zwar einfaches, aber wirkungsvolles Mittel versucht werden: Man begibt sich auf einen Berg, trinkt dort mindestens 2 Liter Tee oder auch Bier und läuft dann den Berg hinunter. In sehr vielen Fällen wird man ohne Stein im Tal ankommen! Ähnliche Wirkung wird durch Motorradfahren über unwegsames Gelände erzielt.
Eine weitere Möglichkeit der Steinentfernung aus der Blase oder

dem Harnleiter ist das Entfernen mit der Schlinge durch den Urologen.
Erste Pflicht für Menschen, die an Erkrankungen der Niere zu leiden haben, ist reichliches Trinken. Dabei muß es ausnahmsweise nicht immer nur Nierentee sein. Auch Bier ist sehr gut dafür geeignet, und zwar wegen seiner treibenden Wirkung. Man sollte mindestens zwei bis drei Liter Flüssigkeit pro Tag zu sich nehmen, um die Spülung der Nieren zu gewährleisten. Menschen, denen eine Niere bereits entfernt werden mußte, müssen das täglich zu trinkende Quantum sogar auf vier bis fünf Liter erhöhen. Da die eine Niere die ganze Arbeit der Ausscheidung allein zu bewältigen hat, bedarf es dazu logischerweise der doppelten Menge Flüssigkeit. Wichtig ist auch viel Bewegung, laufen, hüpfen, springen, turnen und dergleichen mehr. Bei der Ernährung sollen vor allem Spinat, Tomaten, Spargel, Rhabarber, geräucherte Fische, geräucherte Fleisch- und Wurstwaren, hartgekochte Eier, Topfen und Äpfel vermieden werden. Die Kost soll reichlich pflanzliche Mineralsalze enthalten. Zu empfehlen sind hier Blattgemüse, Stangengemüse, Wurzelgemüse und Sauermilch.
Der Körper sollte öfters mit Wechselduschen (warm-kalt) und Trockenbürstungen behandelt werden. Entsprechende Reinigung von Körper, Mund und Zähnen ist selbstverständlich.
Auch kalte Füße können bösartige Nierenkoliken auslösen.
Bei Nieren- und Blasenleiden sind warme Sitzbäder von jeweils 20 Minuten Dauer mit Zinnkrauttee zu empfehlen. Für eine Dauerbehandlung genügt es, wöchentlich einmal ein derartiges Sitzbad zu nehmen.
Sowohl für akute als auch für chronische Nierenleiden sind diese Zinnkraut-Sitzbäder von hervorragender Wirkung. Anschließend an diese Bäder wird ein vierfach zusammengelegtes Leintuch in heißes Wasser getaucht und um den Leib gelegt. Darüber eine wollene Decke wickeln, zu Bett gehen und eineinhalb Stunden liegenbleiben.
Wichtig bei Nierenerkrankungen aller Art sind Tees von Thymian, Haferstroh, Süßholz, Johanniskraut, Goldraute, Birkenblättern, Wegerich, Schafgarbe, Ehrenpreis und Wacholderbeeren. Als äußerst wirkungsvoll zum Treiben (Ausschwemmen) oder auch Auflösen von Nierensteinen erweisen sich immer wieder Wacholderbeeren. Und zwar werden am ersten Tag fünf Beeren zerkaut und geschluckt, am zweiten Tag sechs Beeren und

so fort, bis man bei fünfzehn Stück angelangt ist. Dann geht man wieder pro Tag um eine Beere herunter, bis man wiederum bei fünf Beeren angelangt ist. Haarlemer Ölkuren sind nicht nur bei Nierensteinen, sondern auch bei Gallensteinen sehr wirksam. Man nimmt zehn bis fünfzehn Tropfen davon mit Wasser vermischt.
Nach Nierenentzündungen, -verkühlungen und -steinen bleibt die Niere lange Zeit hindurch sehr empfindlich. Es ist daher angebracht, die Nieren möglichst warm zu halten. Zu diesem Zweck trägt man am besten eine Nierenbinde aus Wolle oder Seide. Das Warmhalten der Nieren sollte eigentlich für immer beibehalten werden. Eine Abhärtung in diesem Falle ist nicht möglich.

Prostataleiden

An sich eine Alterserscheinung, jedoch werden davon auch jüngere Männer befallen. Dafür ist selbstverständlich in erster Linie der Urologe zuständig. Doch darüber hinaus gibt es eine Reihe von Hausmitteln, die nicht nur zu lindern vermögen, sondern oft auch eine Operation überflüssig machen. Besonders wirksam sind hier Sitzdampfbäder mit Haferstroh. Dazu kocht man zerkleinertes Haferstroh in drei Liter Wasser und gießt diesen dampfenden Tee in einen Eimer, dessen Rand mit einem zusammengelegten Handtuch abgedeckt ist, so daß man darauf zu sitzen vermag. Unterleib und Schenkel müssen mit Tüchern so abgedeckt werden, daß kein Dampf entweichen kann. Man bleibt 15 Minuten sitzen und legt sich dann gut eingehüllt ins Bett.
Bei akuten Beschwerden sollen diese Bäder täglich, in chronischen Fällen jedoch jeden zweiten oder dritten Tag gemacht werden.
Ein ganz hervorragendes Mittel gegen Prostataerkrankungen sind Kürbiskerne, die in Pulver-, Tinktur- und Tablettenform erhältlich sind.
Es ist bekannt, daß in der Südsteiermark und weiten Teilen Jugoslawiens Prostataleiden nahezu unbekannt sind, was auf die reichliche Verwendung von Kürbiskernöl zurückzuführen ist. Wer sich daher vor diesem lästigen Leiden schützen will, braucht

nur in seiner Küche dieses braune Öl einzuführen, das besonders für die Zubereitung von Salaten hervorragend geeignet ist. An den speziellen Geschmack gewöhnt man sich bald. Bier und kohlensäurehaltige Getränke sollten gemieden werden, desgleichen Wein. Achten sollte man auch auf warme Unterbekleidung.
Zu empfehlen ist ferner Bärentraubenblättertee, wovon täglich drei Tassen getrunken werden sollen; ebenso Tees aus Ginster, Alantwurzeln, Leinsamen oder Zinnkraut.

Reisekrankheit

Übelkeit vor oder während einer Reise ist meist durch Überreizung des vegetativen Nervensystems, Zwerchfellhochstand, Magenneurose, Magennervenschwäche oder psychische Ursachen bedingt.
Eine besonders unangenehme Form der Reisekrankheit ist die sogenannte Seekrankheit, die durch das Schaukeln und Schlingern eines Schiffes hervorgerufen wird. Dagegen wird heute schon eine Menge meist wirkungsvoller Mittel in Apotheken angeboten.
Ein erprobtes Mittel gegen die Seekrankheit ist reichliches Essen, wozu auf Schiffen in der Regel genügend Gelegenheit geboten wird. Ein voller Magen ist weit weniger anfällig und empfindlich gegen die Schwankungen an Bord eines Schiffes.
Bei Auto- oder Flugreisen genügt es oft, eine große Kartoffel oder einen größeren Schlüssel in der Hand zu halten, um sich vor dem Übelwerden zu schützen. So simpel dies klingen mag, so wirkungsvoll ist es. Eine andere heilsame Methode ist das Tragen eines Zeitungsblattes unter dem Hemd auf der nackten Bauchhaut.

Rheuma

Die Hauptursachen von Rheuma sind zweifellos Erkältungen, doch scheint es auch noch andere, bisher nicht erklärbare Ursachen dafür zu geben. Häufig tritt Rheuma auch im Gefolge anderer Krankheiten auf. Diese sind unter anderem Gallen- und Lebererkrankungen, nicht ausgeschiedene Harnsäure, erhöhter

Cholesterinspiegel. Großen Anteil für Rheumaerkrankungen haben auch Ernährungsfehler, Völlerei und übermäßiger Alkoholgenuß. Daher ist bei Rheumakranken eine strenge Diät unumgänglich.
Durch falsche Eßgewohnheiten lagern sich im Körper Schlacken und Schadstoffe verschiedenster Art ab, die durch entsprechende Diät- und Reinigungskuren ausgeschwemmt werden müssen. Letztere nützen jedoch recht wenig, wenn durch Unvernunft und Hemmungslosigkeit bei der Ernährung die gerade erst ausgeschwemmten Stoffe wieder in den Körper aufgenommen werden. Die Feuerwehr nützt ja auch nichts, wenn jemand gleichzeitig Öl ins Feuer gießt . . .

Muskelrheumatismus

ist sehr häufig, weil die Ursachen dafür sowohl in Ernährungsfehlern als auch durch Erkältungen zu finden sind. Es kommt immer wieder vor, daß Menschen, die an sich schon leicht zu Erkältungen, Katarrhen und Rheumatismus neigen, sich in immer noch wärmere Kleidung einhüllen. Dabei ist gerade dies das Verkehrteste, das man machen kann. Abhärtung ist hier das einzig brauchbare Mittel, um den Unbilden der Witterung besser standhalten zu können. Abhärtung heißt jedoch nicht Verkühlung, darum muß diese mit einiger Vorsicht erzielt werden. Am besten ist es natürlich, wenn der Mensch bereits im Kindesalter entsprechend abgehärtet wird. Nicht umsonst sind sogenannte „Straßenkinder“ oder auch Bauernkinder, die den ganzen Tag um das Haus und in Wald und Wiesen umhertollen, viel gesünder und robuster als wohlbehütete Stadtkinder, denen es verwehrt ist, sich Wind und Wetter um die Nase wehen zu lassen. Wenn so ein „Straßenkind“ am Abend dann müde, verschwitzt und manchmal auch total durchnäßt nach Hause kommt, von der Mutter unter die heiße Dusche gesteckt und mit frischer Wäsche versorgt wird, kommt es nur selten zu Verkühlungen oder ähnlichem. Auch Infektionskrankheiten setzt der Körper dieser „Wildlinge“ wesentlich größeren Widerstand entgegen als jener eines zum Stubenhocker erzogenen Kindes.
Leider gibt es immer noch viele Häuser und Wohnungen, die schlecht gebaut oder in schlechtem Zustand und deshalb feucht

und eigentlich unbewohnbar sind. Dies sind die Brutstätten für chronischen Rheumatismus, weil jede noch so gewissenhafte Behandlung unter solchen Umständen zum Scheitern verurteilt ist.
Das vielleicht wirkungsvollste Mittel, das bei einem akuten Muskelrheumaanfall angewandt werden kann, ist das Schlagen der Haut mit frischen Brennesseln. Diese Nessel verursacht bei der intensiven Berührung mit der Haut ein heftiges Brennen und das Aufziehen von Bläschen auf derselben. Dadurch lösen sich Salze und Säuren des Stoffwechsels aus den Bindegeweben und werden später abgeleitet.
Ein etwas weniger drastisches Mittel ist das kräftige Frottieren der betreffenden Körperstellen mit anschließenden kurzen, kalten Bädern. Danach sofort warm einhüllen und für eine Weile das Bett aufsuchen. Auch Einreibungen mit Arnikatinktur, Kastanienschnaps, Kampferspiritus oder Terpentingeist bringen baldige Besserung des Zustandes. Zur Ableitung über die Harnwege dienen Brennesseltee oder Birkenblättertee. Als ableitende Auflagen sind auch frischgepflückte Brennesselblätter, die zwischen zwei Leinen- oder Baumwolltücher gelegt werden, nützlich.
Eventuell sind auch schweißtreibende Tees angebracht. Dazu verwendet man in diesem Falle am besten Holunderblättertee, Schlüsselblumen- oder Hopfentee.
Schließlich sind auch noch Auflagen von nassem Lehm, der mit etwas Essigwasser vermischt wurde und alle eineinhalb Stunden gewechselt wird, erleichternd.

Gelenksrheumatismus

Dieser kann sowohl akut auftreten oder aber auch chronisch sein. Hier spielen verschiedene Blut- und Harnsalze sowie -säuren eine große Rolle. Deshalb ist bei der Behandlung großer Wert auf eine Leber-, Nieren- und Harnsäurebehandlung zu legen. Hierzu sind Lehmwickel hervorragend geeignet. Zu diesem Zweck wird eine Handvoll Lehm mit drei Eßlöffeln Schweineschmalz und einer Scheibe feingeschnittener Zwiebel gut vermischt und, nachdem diese Mischung einige Zeit gezogen hat, noch mit einem bis zwei Eßlöffeln Apfel- oder Weinessig verrührt. Im Wasserbad erwärmt, wird der Brei so warm als verträglich auf das betreffende Gelenk aufgetragen und fünf Viertelstunden darauf belassen. Dieser Wickel sollte mehrmals am Tage wiederholt werden, doch muß dazu immer ein frischer Brei verwendet werden, denn der bereits verwendete Brei ist von ausgezogener Harnsäure gesättigt und würde deshalb seine Wirkung einbüßen. Wöchentlich sollten ein- bis zweimal heiße Vollbäder genommen werden, um anschließend den Körper belastende Giftstoffe im Bett richtig auszuschwitzen. Allerdings ist eine gewisse Vorsicht des Herzens wegen anzuraten, weil gerade Gelenksrheumatismen das Herz sehr stark belasten.

Auch Bäder mit Latschenkieferöl oder Steinsalz sind sehr empfehlenswert. Desgleichen Moorbäder (Neydhartinger Moor ist in Apotheken und Drogerien erhältlich). Als altes Bauernmittel sind Heubäder bekannt und beliebt. Dazu gräbt man sich im August ins sogenannte „Grummetheu" ein. Aber auch hier ist auf den Zustand des Herzens Bedacht zu nehmen. Für Herzleidende kommen deshalb die Heubäder nicht in Frage. Bei schwachem Herz darf man sich allenfalls bis zum Nabel ins Heu eingraben (vorher herzstärkende Mittel wie zehn bis fünfzehn Tropfen Baldrian nehmen). Menschen mit gesundem Herz bleiben eine ganze Stunde im Heu und schwitzen sich richtig aus. Eine Stunde auf einer Decke über dem Heu, zugedeckt mit einer weiteren Decke und richtig schwitzen. Hinterher den ganzen Körper kurz kalt waschen und ins Bett gehen. Diese Heubäder sollten jeden zweiten Tag wiederholt bzw. bei entsprechender Verträglichkeit auch täglich genommen werden. Die Zeit, in der solche Heubäder möglich sind, ist ohnehin sehr kurz bemessen, da der Heustock nicht so lange dampft.

Die Diät muß unbedingt fleischlos sein und sollte nicht zu salzreich sein, weil der an Rheuma erkrankte Körper ohnehin zu sehr mit Salzen angereichert ist. Pfeffer soll jedoch reichlich Verwendung finden, um die Blutzirkulation der Nieren und Nebennieren anzuregen, wodurch diese vermehrt ausscheiden. Diese Diät muß über Monate hindurch eingehalten werden, wobei Alkohol gänzlich zu meiden ist.

Es gibt auch eine Reihe sehr wirkungsvoller Tees, die heilend zu wirken vermögen. Es sind dies: Birkenblättertee (dreimal täglich eine Tasse, und zwar drei Wochen lang) oder eine Mischung aus Birkenblättern, Gartenraute, Wiesengeißbart, Hauhechelwurz, Holunderblätter oder -blüten. Diese Tees soll man folgendermaßen zubereiten: Zwei Eßlöffel Tee in einem Viertelliter Was-

ser kalt ansetzen, aufkochen und einige Zeit ziehen lassen und dann schluckweise trinken.
Man kann sich auch sogenante Rheumabäder in der Apotheke oder Drogerie besorgen. Ebenso Schwefel- oder Moorbäder.
Ich persönlich halte allerdings mehr von drei- bis vierwöchigen Badekuren in einem entsprechenden Kurort. Die Gründe dafür habe ich bereits an anderer Stelle dieses Buches erläutert.

Schluckauf

Gegen Schluckauf hilft gewöhnlich schon ein Schluck kalten Wassers oder das Lutschen eines kleinen Eisstückchens, ebenso ein Eßlöffel voll Zucker. Helfend sind aber auch Auflagen von schwarzem Rettich oder Meerrettich (gerieben) auf die Magengegend. Tritt Schluckauf während des Essens auf, sollte man sofort aufstehen, die Arme in die Höhe recken und sich zwischen die Schulterblätter klopfen lassen. Bei häufigem Schluckauf sollten lau-kalte Tees aus Schafgarbe, Pfefferminze, Salbei oder Fenchel getrunken werden.

Schnarchen

Im Gegensatz zu allen anderen Störungen des Organismus leidet hier nicht der von dieser Störung Befallene, sondern dessen Partner im Schlafzimmer. Was haben verzweifelte, um ihre wohlverdiente Nachtruhe gebrachte Ehefrauen nicht schon alles versucht, dem lästigen Übel beizukommen, meistens jedoch ohne Erfolg. Da das Schnarchen vorwiegend beim Liegen auf dem Rücken erfolgt, gilt es dieses zu unterbinden. Ein zwar drastisches, aber nichtsdestoweniger hilfreiches Mittel ist das Aufkleben eines Steinchens oder einer Erbse mit Heftpflaster auf dem Rücken des Schnarchenden. Da das Liegen auf dem Rücken dann schmerzt, dreht sich das Opfer dieser Prozedur automatisch auf die Seite und der Partner kann schlafen ...
Darüber hinaus sollten abends schwere Speisen und Alkohol gemieden werden. Vor dem Zubettgehen wären kalte Waschungen von Füßen, Gesicht, Genick und Brust angebracht.
Abends eine Tasse Pfefferminztee, warm getrunken, verhindert

Blähungen und Völlegefühl, das wiederum zum Schnarchen Veranlassung sein kann. Auch Anis-, Fenchel- oder Melissentee eignet sich hiefür.

Verstopfung

Bekannt ist der Spruch Sauerbruchs, des großen Chirurgen, der sagte: „Der Tod sitzt im Darm." Daraus erhellt, daß wir unserer Verdauung die allergrößte Beachtung widmen müssen. Wenn bei einem Auto der Auspuff verstopft wird, stirbt der Motor ab. Beim Menschen geschieht nichts anderes . . .
Ein Ausdruck des Fehlverhaltens unserer Zivilisationsgesellschaft ist die erschreckende Zunahme von Stuhlbeschwerden. Auffallend dabei ist die zunehmende Häufigkeit besonders bei Frauen, was nicht nur auf falsche Ernährung, sondern auch auf ein gestörtes Verhältnis zur Umwelt hindeutet. Viele umwälzende Neuerungen in der Stellung der Frau haben dieser nicht nur viele Freiheiten gebracht, sondern damit zwangsläufig verbunden zahlreiche neue Pflichten, denen sie vielfach nicht gewachsen ist. Dadurch kommt es sowohl zu körperlichen als auch seelischen Spannungen und Streßzuständen, die ihrerseits wieder Verkrampfungen, Appetitlosigkeit, Nervosität u. dgl. zur Folge haben. Dazu kommt in viel stärkerem Maße als bei Männern der törichte Wunsch, schlank zu sein. Um das erwünschte „Idealmaß" zu erreichen oder diesem wenigstens so nahe als möglich zu kommen, nehmen viele Frauen oft große Opfer und Hungerkuren auf sich. Wenn aber der Darm zuwenig zu tun bekommt, wird er träge, und die Folgen sind eben Verstopfungen, Funktionsstörungen und dergleichen. Dazu kommt in gesteigertem Maße die sitzende Beschäftigung im Büro usw., die ihrerseits einer geregelten Verdauung nicht förderlich ist. Früher, als unsere Frauen noch ganz in der Haushaltsarbeit für ihre Familie aufgingen, hatten sie genügend Bewegung, was einer regelmäßigen Verdauung nur zuträglich war.
Wie überhaupt die Bewegungsarmut heutzutage eine Quelle vieler Erkrankungen darstellt. Desgleichen die überfeinerte Kost, die meist arm an Schlacken ist und außer dem Gaumen dem Organismus nicht mehr die Stoffe liefert, die dieser für seine zahllosen Aufgaben benötigt.

Vielfach wird Krebs als die Volkskrankheit Nr. 1 bezeichnet. Volksangst Nr. 1 mag zutreffend sein, aber als Volkskrankheit Nr. 1 sind viel eher Verdauungsstörungen zu bezeichnen. Sind diese doch ein drastisches Symptom unserer falschen Lebens- und Ernährungsweise, treten doch schon bei unseren Kindern immer häufiger Störungen im Magen-Darm-Trakt auf.
Die Ursachen sind fast immer, wie bereits erwähnt, in unvernünftiger Lebens- und Ernährungsweise zu suchen. Ein besonderes Kapitel ist hier der Konsum von Tabak. Raucher sind oft der Ansicht, sie müßten rauchen, um die Verdauung zu fördern. Dies ist jedoch nur bedingt richtig. Sicherlich kann die Zigarette nach dem Frühstück baldigen Stuhlgang herbeiführen. Wird das Rauchen jedoch übertrieben, wird das Gegenteil erreicht. Die vielen angepriesenen Laxiermittel sind nicht geeignet, Darmträgheit und chronische Verstopfung auf Dauer zu beheben, sondern lediglich nur vorübergehende Behelfsmittel, die sogar schädlich wirken, wenn sie längere Zeit hindurch eingenommen werden.
Zielführend kann immer nur eine grundsätzliche Kostumstellung sein. Zucker, Mehlspeisen, Süßigkeiten, Schokolade usw. sollten zugunsten einer schlackenreichen Kost gemieden werden. Das beste wäre natürlich eine totale Umstellung auf Rohkost (besonders frisches Obst und Gemüse, Leinsamen, Diätkleie, Honig). In diesem Zusammenhang möchte ich nochmals auf die Haysche Trennkost verweisen, die, konsequent durchgeführt, allein schon in der Lage ist, Verdauungsstörungen zu beheben.
Abgesehen von der richtigen Ernährung sollte anstelle von chemischen Präparaten mit Diätkleie, Honig, Aloepulver, Karlsbader Salz und natürlich entsprechenden Tees nachgeholfen werden. Leinsamen wird in folgender Weise verwendet: Zwei Löffel Leinsamen werden in eine Tasse entrahmte Milch (Vollmilch wirkt verstopfend!) verrührt, aufgekocht und morgens getrunken. Nach zwei bis drei Wochen ist dann ein Wechsel auf Diätkleie angebracht. Dieser wird mit Wasser zu einem Brei verrührt und unter Zugabe von einem Löffel Milchzucker ebenfalls zwei bis drei Wochen hindurch getrunken. Diätkleie kann auch mit Leinsamen und Feigen gemischt morgens gegessen werden. Stuhlfördernd wirken auch Senfkörner, die am Morgen geschluckt und mit etwas Wasser nachgespült werden; auch Dörrpflaumen, die über Nacht eingeweicht und morgens auf nüchternen Magen gegessen werden, sind sehr wirksam (Vorsicht bei Gallenleiden!).

Andere gut wirkende Mittel sind Feigen und Sauerkraut. Auch hier ist die Einnahme am zweckmäßigsten morgens auf nüchternen Magen. Man kann auch abends anstelle einer anderen Mahlzeit etwas Obstkompott essen oder auch Apfelschnitzel, Orangen, Feigen, Pflaumen, Birnen, Rosinen, Rhabarberkompott oder Apfelmus.
Natürlich zeigt auch eine Reihe von Tees die erwünschte Wirkung. Es sind dies besonders Schlehdornblüten- und -blätter, Sennesblätter, Faulbaumrinde, eine Mischung aus Andornblättern, Angelikawurzeln, Berberitzenwurzeln, Kamille, Fenchel und Faulbaumrinde oder auch Tausendguldenkraut, Kamille und Kümmel, eine Messerspitze Aloepulver und zwei Löffel Honig. Diese Mischung läßt man drei Minuten lang aufkochen und trinkt sie nüchtern am Morgen.
Auch ein Glas lauwarmes Wasser, am Morgen vor dem Frühstück getrunken, ist oft schon hilfreich. Etwas stärker wirkt lauwarmes Wasser mit einem Teelöffel Honig und zwei Eßlöffeln Apfelessig. Letzteres ist besonders für alte Menschen günstig, weil dadurch gleichzeitig der Säurehaushalt und der Stoffwechsel positiv beeinflußt werden.
Eine alte Methode ist das Essen eines geschälten und geschabten Apfels vor dem Schlafengehen. Auch das langsame Trinken von zwei Glas frischem, kaltem Wasser morgens und abends fünf bis sechs Wochen lang ist zweckdienlich. Menschen, die an Gastritis, Geschwüren und Durchfall leiden, sind von dieser Methode jedoch ausgeschlossen. Wichtig ist bei allen diesen Kuren die regelmäßige Durchführung, bei der auch nicht ein Tag ausgelassen werden darf.

Wadenkrämpfe

Wadenkrämpfe treten meist bei älteren Menschen auf, und zwar vorwiegend während des Liegens im Bett.
Dagegen hilft ein halber Teelöffel Salz, das in einem Glas lauwarmen Wassers aufgelöst und vor dem Schlafengehen getrunken wird. Auch Gänsefingerkraut (Anserine), in Milch gekocht, ist in der Lage, Krämpfe zu lösen. Das vielleicht beste Mittel ist jedoch ein mit Rosmarinnadeln gefülltes, kleines Leinensäckchen, das während der Nacht in der Kniekehle befestigt wird.

Schon nach wenigen Tagen sind die Wadenkrämpfe dadurch verschwunden.
Als „Schaufensterkrankheit“ werden Wadenkrämpfe bezeichnet, die meistens bei älteren Herren auftreten. Hervorgerufen durch Verengungen der Beinarterien, befallen diese Krämpfe besonders ältere Männer, die einen sitzenden Beruf haben, manchmal auch starke Raucher sind, sowie beim Gehen auf hartem Straßenpflaster. Bis zum Abklingen des Krampfes müssen diese Menschen dann stehenbleiben, und um nicht aufzufallen, bleiben sie häufig vor einem Schaufenster stehen. Daher der Name.
Dagegen helfen Durchblutungs- und Kreislauftees, Vogelbeer- und Wacholderschnaps und Fußbäder (10 Minuten); Wacholdernadeln, Arnika, Zinnkraut, Rosmarin, Thymian und Weißdorn oder Mistel werden zusammen aufgekocht, ein Eimer zu drei Vierteln mit dem Aufsud gefüllt und die Füße 10 Minuten lang bis zu den Waden hineingestellt.
Wichtig dabei ist vor allem, im Eimer zu STEHEN, denn wenn man während dieser Fußbäder sitzt, wird das Blut in den Kniekehlen abgeschnürt.
Vielfach bewährt hat sich der „Hydromed“ von Ing. Wilhelm Reisch aus Feldkirch in Vorarlberg. Das Gerät wird an die Wasserleitung angeschlossen und die Beine entsprechend der Gebrauchsanweisung behandelt. Absolut zu meiden sind Nikotin, Wein (insbesondere Weißwein), tierische Fette und Olivenöl. Menschen über 40 sollten kein Olivenöl mehr verwenden, weil dieses reich an gesättigten Fettsäuren ist. Am besten verwendet man zum Kochen kaltgepreßtes Sonnenblumenöl, das viel an ungesättigten Fettsäuren enthält.

Warzen

Warzen sind meist gutartige Wucherungen auf der Haut in den verschiedensten Formen. Am häufigsten bilden sich derartige Wucherungen auf den Händen, wobei besonders Kinder davon befallen werden. Die Ursachen sind noch weitgehend unbekannt, doch darf angenommen werden, daß es sich um Symptome seelischer Erkrankungen handelt. Durch schwere Störungen des seelischen Gleichgewichtes kommt es meiner Ansicht nach zu Stoffwechselstörungen, wodurch rückständige Eiweißstoffe, ungelöste Fettsäuren und Mineralsalze durch die Talgdrüsen der Haut ausgeschieden werden und dabei die Warzenbildung verursachen. Deshalb ist bei Warzenbefall immer eine Blutreinigung erforderlich. Auch eine entsprechende Nieren- und Leberreinigung ist zweckmäßig. Der Blutreinigungstee soll nur bei abnehmendem Mond getrunken werden. Nimmt der Mond wieder zu, soll anstelle des Blutreinigungstees dann Stoffwechsel- oder Nierentee getrunken werden. Diese Kuren sind besonders im Frühling und im Herbst notwendig und in diesen Jahreszeiten am erfolgreichsten.

In der Ernährung ist eine Umstellung notwendig, bei der besonders auf Vermeidung von Schokolade, Süßigkeiten, geräuchtertem Fleisch und Wurstwaren, Schweinefleisch und Eiern Bedacht genommen werden muß. Hingegen ist der reichliche Genuß von Gemüse, frischem Obst und Säften zu empfehlen. Am zweckmäßigsten ist natürlich das Saftfasten in Verbindung mit der Blutreinigung. Äußerlich helfen Einreibungen mit Schöllkraut oder Wolfsmilch mit. Desgleichen Zwiebelsaft, mit welchem die Warzen alle vier Stunden eingerieben werden sollen.

Ein altes Volksmittel ist das abendliche Einreiben der Warzen mit Tafelkreide. Weiters sind Einreibungen mit dem Saft von Bohnenblättern und Auflagen von Lehm, vermischt mit Zwiebeln und Essigwasser, oft erfolgreich. Auch das Trinken von Tee aus einer Mischung von Hauswurz, Sonnentau, Stiefmütterchen, Brennesseln und Zinnkraut brachte oft den ersehnten Erfolg. Auch Auflagen von faulen Äpfeln und Einreibungen mit Murmeltierfett oder Murmeltieröl sind oft erfolgreich.

Warzen dürfen niemals mit Gewalt entfernt werden, da in solchen Fällen die Warzen nicht nur wiederkommen, sondern eine Übertragung auf andere Hautstellen und auch auf andere Menschen erfolgen kann.

Die Zahl der Sympathiemittel ist Legion. Der bekannte Tiroler Pädagoge Daniel Sailer „kaufte" seinen warzenbefallenen Schülern die Warzen immer ab. Wenn er einen Schüler mit Warzen an den Händen bemerkte, so weissagte er diesem, daß die Warzen während der Nacht abfallen würden. Der Schüler solle aufpassen und die abgefallenen Warzen am nächsten Tag mit in die Schule bringen, und er, Daniel Sailer, würde ihm für jede Warze ein Zehnschillingstück geben. Dem Vernehmen nach soll die Methode fast immer erfolgreich gewesen sein.

Ein anderes Mittel ist das Abbinden der Warzen mittels eines Seidenfadens, der drei- bis viermal geknotet wird. Bei einer anderen „Fadenmethode" wird eine feine Schnur so oft geknotet, als Warzen vorhanden sind, und diese Schnur wird dann fest verbunden unter eine Dachrinne gelegt. Sobald die Schnur verrottet ist, sind die Warzen weg . . .
Wieder eine andere Möglichkeit, lästige Warzen loszuwerden, besteht darin, an einem Bach entlang zu gehen, sich einen flachen Stein zu wählen, diesen anzuspucken und die Warzen damit abzureiben. Dann wird der Stein über die Schulter in den Bach geworfen, und man muß, ohne sich umzudrehen, weggehen . . .
Wenn derartige Sympathiemittel auch oft belächelt werden, so ist deren Wirksamkeit doch vielfach belegt. Doch wenn man den seelischen Ursprung von Warzen berücksichtigt, sind solche psychologische Heilmethoden gar nicht so abwegig, als es manchmal den Anschein hat.

Wassersucht

Durch schlechte Nierenfunktionen oder auch durch Herz-, Leber- und Unterleibserkrankungen treten oft Rückstauungen und wassersüchtige Anschwellungen auf. Zu unterscheiden ist dabei zwischen Nieren-, Bauch-, Herz-, Leber-, Lungen-, Haut- und allgemeiner Wassersucht. Durch die Wasseransammlung im Körper wird das Blut zu wäßrig und der Körper friert leicht. Es ist deshalb notwendig, die Körperfunktionen anzuregen und schweißtreibende Mittel anzuwenden.
Dazu eignen sich vor allem Topfenwickel auf den Unterleib, den Bauch und die Brust, desgleichen Lehmumschläge. Man kann auch den ganzen Körper mit Lehm bestreichen, einhüllen und vier bis fünf Stunden in dieser Lehmpackung bleiben. Anschließend muß der Körper kurz kalt gewaschen und in warme Tücher gehüllt und das Bett aufgesucht werden. Man macht diese Lehmpackung zwei Tage hintereinander, um dann zwei Tage damit auszusetzen.
Auch Tees haben hier ihre Bedeutung. Darunter besonders Holunderwurzeltee, von dem täglich dreimal eine Tasse getrunken werden soll. Oder auch ein Tee aus zwölf Wacholderbeeren auf zwei bis drei Tassen, die täglich getrunken werden sollen. Aller-

dings dürfen Nierenkranke und Schwangere diesen Tee nicht trinken; desgleichen Unterleibskranke.
Wassertreibend wirken auch Tees aus Attichwurzeln, Fenchelwurzeln, Liebstöckelwurzeln, Eberwurzeln, Petersiliensamen, Petersilienwurzeln. Diese Ingredienzien können auch zusammen abgekocht und löffelweise mehrmals am Tag eingenommen werden. Schwangere sind davon jedoch ausgeschlossen.
Auch aus Bruchkraut, Löwenzahn, Löwenzahnwurzeln und Gauchheilkraut können heilsame Tees bereitet werden. Bei Herzwassersucht wirkt Rosmarinwein besonders günstig. Man bereitet diesen, indem man 40 g Rosmarin in einem Liter guten Weißweines ansetzt, acht Tage ziehen läßt und dann viermal pro Tag ein kleines Gläschen davon trinkt.
Bei Bauch- oder allgemeiner Wassersucht genügt es manchmal, täglich eine Tasse Petersilienwurzeltee zu trinken. Dazu wird ein gehäufter Eßlöffel Petersilienwurzeln oder auch Petersiliensamen mit einer großen Tasse Wasser ca. 15 Minuten lang eingekocht und zweimal am Tag eine halbe Tasse davon getrunken.
Wirkungsvoll ist auch die Brennessel, das Zinnkraut und die Taubnesselblüte. Desgleichen heiße Unterleibskompressen, Wickel oder Sitzdampfbäder (bei gleichzeitigem Prostataleiden) sowie Zwiebelauflagen auf die Nierengegend. Da die Zwiebel bekanntlich nierenanregend und -reinigend wirkt, sind nicht nur Zwiebelauflagen, sondern auch innerliche Anwendung zweckdienlich. Dazu nimmt man ein- bis zweimal pro Tag eine Mischung aus einem Löffel Zucker und eineinhalb Löffel Zwiebelsaft zu sich.
Fleisch, Alkohol und stark gesalzene Speisen sind verboten. Salz deshalb, weil es die Eigenschaft hat, das Wasser im Körper zu binden.
Besonders wichtig bei Wassersucht ist die Transpiration, weil sich dabei die Poren der Haut öffnen und der Körper Giftstoffe und überschüssiges Wasser über die Haut ausscheiden kann.
Als wassertreibender Tee hat Majorantee eine altbewährte Tradition.

Wechseljahre

Die Furcht vor den Wechseljahren ist eigentlich völlig unbegründet. Es ist als erwiesen zu betrachten, daß sich bei rund drei Vierteln aller Frauen der Wechsel ohne die geringsten Beschwerden vollzieht. Der Beginn der Wechseljahre ist fließend und hängt auch von verschiedenen inneren und äußeren Gegebenheiten ab. Als Faustregel darf gesagt werden, daß der Wechsel in den meisten Fällen ca. 35 Jahre nach der ersten Menstruation beginnt. In unseren Breitengraden also etwa zwischen dem 44. und 54. Lebensjahr. Der Wechsel kündigt sich durch unregelmäßig und spärlich werdende Monatsblutungen an, die schließlich ganz ausbleiben.

Der Wechsel beruht auf einer Veränderung des Hormonhaushaltes, in einer Umstellung des Stoffwechsels, in einer Einschränkung der Fettverbrennung im Körper usw. Durch die verminderte Fett- und Schlackenverbrennung kommt es vielfach zu erheblichen Gewichtszunahmen während der Wechseljahre besonders um Brust, Hüften und Gesäß. Dieses „Molligwerden" wird von vielen Frauen gefürchtet, und sie versuchen mit allen Mitteln, ihren Körper schlank zu erhalten. Der durch die Stoffwechselumstellung ohnehin etwas belastete Körper kann durch unvernünftige Hungerkuren, Verwendung von sogenannten „Appetitzüglern" und dergleichen, zusätzlichen Belastungen ausgesetzt sein, die in Gelenksbeschwerden u. ä. sicht- und spürbar werden. Oder auch noch durch Atemnot, Wallungen, Herzbeschwerden, Verstopfung, Schweißausbrüchen, Übelkeit und Gleichgewichtsstörungen.

Da vor allem die Psyche der Frau in diesen Jahren des Überganges durch die Angst vor dem Altern einer schweren Belastungsprobe ausgesetzt ist, sind Frauen oft äußerst reizbar, worunter nicht nur ihre Umgebung, sondern auch sie selbst häufig leiden. Wechselbeschwerden treten vor allem dann auf, wenn die Frau im Laufe ihres Lebens schwere Operationen, Eierstockentzündungen, Gebärmutterentzündungen, Frühgeburten, Abtreibungen, Kropferkrankungen, schwere seelische Belastungen usw. durchmachen mußte. Auch die lange oder dauernde Verwendung von Hormonpräparaten (Pille) führt häufig zu Schwierigkeiten während der Wechseljahre.

Weniger Beachtung finden die Wechseljahre beim Mann. Doch auch im Körper des Mannes vollzieht sich in diesen Jahren eine Umstellung des Körperhaushaltes. Doch sind damit keine so tiefgreifenden Veränderungen wie bei der Frau verbunden. In der Regel zeigt sich beim Mann während der Wechseljahre eine erhöhte Anfälligkeit für Herzinfarkte, Kreislaufstörungen, Schlagfluß, Absinken der Potenz, Schweißausbrüche, Reizbarkeit usw. Doch wenn in der Lebens- und Ernährungsweise darauf Bedacht genommen wird, gehen die Wechseljahre meist ohne größere Schwierigkeiten vorüber. Meiden sollte man vor allem fette Speisen, Fleisch, Wurst, Mayonnaise, Bratensoße und panierte Speisen. Desgleichen Schokolade, Süßigkeiten, Hülsenfrüchte, Semmeln, Weißbrot, Fettkäse, Kognak und Spirituosen.
Zu empfehlen ist der Genuß von altbackenem Brot, Leinsamenbrot, Knäckebrot, frischer Butter, grünen Paprikaschoten, Beeren- und Obstsäften (darunter besonders Johannisbeersaft), Wurzelgemüse wie Radieschen, Rettiche, gelbe und rote Rüben, Brennessel-, Weißdorn-, Sanddorn- und frischen Gemüsesäften. Außerordentlich vorteilhaft sind wöchentlich einmal ein Fasttag sowie ein Obsttag.
Natürlich spielt auch die innere und äußere Reinigung eine große Rolle. Einmal pro Woche sollte ein nicht zu langes Vollbad mit einem Kräuterzusatz genommen werden. Dazu kann Frauen- oder Silbermanteltee, Latschenkieferöl oder Heublumentee verwendet werden. Zwei- bis dreimal pro Woche sollten kurze kalte Waschungen, kurze kalte Fußbäder und morgens kalte Unterarmbäder (15 Sekunden) vorgenommen werden.
Während der Wechseljahre sind die seelischen Belastungen bei der Frau besonders groß. Sie braucht deshalb viel Verständnis und Liebe, wobei auch der eheliche Verkehr nicht zu kurz kommen soll. Um möglichen Depressionen entgegenzuwirken, ist der Aufenthalt in der Natur außerordentlich wichtig. Es sollen daher, gemeinsam mit dem Gatten, möglichst viele Spaziergänge in Wald und Flur unternommen werden. Tees aus Frauen- und Silbermantel, Rosmarin, Holunderblüten, Stiefmütterchen, Ringelblumen, Baldrianwurzeln, Johanniskraut, Lavendel und Zinnkraut helfen mit, die Wechseljahre gut zu überstehen.

Zuckerkrankheit (Diabetes)

Diese kann ererbt oder angeboren sein (was nicht dasselbe ist) oder akut auftreten. Als Zuckerkrankheit wird eine Unterfunktion der Bauchspeicheldrüse bezeichnet. Dadurch wird der Traubenzuckergehalt im Blut und der Stoffwechsel nicht mehr ausreichend gesteuert, was ein Absinken der Insulinbildung in der Bauchspeicheldrüse zur Folge hat.
Außer Leber, Galle, Herz und Verdauungsorganen haben jedoch auch psychische Ursachen erheblichen Anteil an dieser schweren Erkrankung. Schockwirkungen und unterdrückte Gemütszustände spielen dabei eine große Rolle. Deshalb muß bei einer Behandlung auch darauf Bedacht genommen werden.
Neben der ärztlichen Behandlung sind entsprechende Tees unbedingt anzuwenden, da Tees auf natürliche Weise wirken und eine andere Behandlung weder stören noch nachteilig beeinflussen.
Zu empfehlen ist hier eine Mischung aus Tausendguldenkraut, Bohnenschoten, Heidelbeerblättern, Erdbeerblättern, Ringelblumen, Meisterwurz und Wacholderbeeren. Man trinkt davon dreimal täglich je eine Tasse.
Zu empfehlen ist ferner, die Ernährung auf ganz Haysche Trennkost umzustellen.
Auch das regelmäßige Trinken von Kefir-Milch (in Apotheken erhältlich) wirkt sich beim Diabetiker sehr vorteilhaft aus.
Wenn auch Alkohol für Zuckerkranke an sich verboten ist, so soll doch nicht unerwähnt bleiben, daß ein tägliches Stamperl Meisterwurzschnaps aus dem Zillertal, Krautschnaps aus der Wildschönau oder auch etwas saurer Weißwein sehr positive Wirkungen zeitigen kann. Besonders vorteilhaft ist das Essen von rohem Sauerkraut sowie ein Glas Sauerkrautwasser am Abend (Diabetikersekt).
Sehr bekömmlich und zu empfehlen ist auch nachmittags ein mit Paprikaschoten und Butter belegtes Knäckebrot. Kaltwasserkuren zur Abhärtung müssen äußerst vorsichtig und daher in der warmen Jahreszeit begonnen werden. Allmählich kann dann eine Steigerung erfolgen. Von großer Wichtigkeit ist eine Kreislauf- und Reiztherapie durch Trockenbürstungen am ganzen Körper und viel Bewegung in frischer Luft.

Aufregungen, Nachtarbeit, Schlafunterbrechung, Lärm und Fernsehen sollten vermieden werden.
Zu meiden sind Süßigkeiten, Zucker, Weißbrot, Mehlspeisen, Bohnenkaffee, Schwarztee und, wie schon erwähnt, Alkohol, insbesondere Bier.
Neuesten Forschungen zufolge sollen westafrikanische Medizinmänner ein sehr wirksames Kraut gegen die Zuckerkrankheit, die auch dort vorkommt, gefunden haben. Doch sind die entsprechenden wissenschaftlichen Untersuchungen noch nicht so weit gediehen, daß an eine Anwendung in Europa gedacht werden kann. Immerhin besteht eine gewisse Hoffnung, diese stetig vermehrt auftretende Geißel des Menschen zu besiegen.

Zwölffingerdarmgeschwüre

Diese wurden früher auch Eisenbahnerkrankheit genannt, weil um die Jahrhundertwende die Eisenbahner so ziemlich die einzigen waren, die in Nacht- und Wechselschichten arbeiten mußten. Dabei wurde das Essen mit zur Arbeit genommen und meist kalt gegessen. Dazu kam, daß nach einer Nachtschicht der Schlaf am Vormittag kaum sehr erholsam war. Durch diese widrigen Umstände kam es dann oft zu Verspannungen des Zwölffingerdarmes und seiner Schleimhäute wie auch zu Irritierungen der Magennerven und in der Folge eben zum Zwölffingerdarmgeschwür.
Heute, in unserer streßgeplagten Leistungsgesellschaft, in der nur der Erwerb materieller Güter zu zählen scheint, ist das Zwölffingerdarmgeschwür mehr verbreitet als das Magengeschwür. Jetzt, da so viele Menschen vieler verschiedener Berufssparten an Zwölffingerdarmgeschwüren erkrankt sind, läßt sich die eingangs erwähnte Bezeichnung nicht mehr aufrechterhalten.
Hier zeigt sich wieder in aller Deutlichkeit, daß der Mensch durch seine falsche und unvernünftige Lebensweise sich seine Krankheiten regelrecht erwirbt, erarbeitet und...anscheinend in Kauf nimmt.
Ist es nicht symptomatisch, wenn neuerdings sogar Südtiroler Weinbauern an Zwölffingerdarmgeschwüren leiden?
Die Behandlung bleibt die gleiche wie beim Magengeschwür.

Sachwortverzeichnis

Namensverzeichnis